常见病中西医防治问答丛书

抑郁焦虑防治必读

刘 泰 何乾超／主编

中国中医药出版社
·北 京·

图书在版编目（CIP）数据

抑郁焦虑防治必读 / 刘泰，何乾超主编 . —北京：中国中医药出版社，2020.6

（常见病中西医防治问答丛书）

ISBN 978 - 7 - 5132 - 4703 - 0

Ⅰ.①抑… Ⅱ.①刘… ②何… Ⅲ.①抑郁症—防治—问题解答②焦虑—防治—问题解答 Ⅳ.① R749.4–44 ② R749.7–44

中国版本图书馆 CIP 数据核字（2017）第 311814 号

中国中医药出版社出版

北京经济技术开发区科创十三街 31 号院二区 8 号楼
邮政编码　100176
传真　010-64405750
河北新华第二印刷有限责任公司印刷
各地新华书店经销

开本 880 × 1230　1/32　印张 6.75　字数 148 千字
2020 年 6 月第 1 版　2020 年 6 月第 1 次印刷
书号　ISBN 978 - 7 - 5132 - 4703 - 0

定价　35.00 元
网址　www.cptcm.com

社 长 热 线　010-64405720
购 书 热 线　010-89535836
维 权 打 假　010-64405753

微信服务号　zgzyycbs
微商城网址　https://kdt.im/LIdUGr
官 方 微 博　http://e.weibo.com/cptcm
天猫旗舰店网址　https://zgzyycbs.tmall.com

如有印装质量问题请与本社出版部联系（010-64405510）

《常见病中西医防治问答丛书》
编委会

前　言

随着时代的变迁、社会的发展和医学科学的进步，疾病谱在发生改变，占主导地位的传染性疾病和心脑血管疾病有被精神疾病赶超的趋势，特别是抑郁症或焦虑症。据世界卫生组织估计，目前全球抑郁症患者多达 1.2 亿，每 4 个人中就有 1 人会在一生中某个阶段出现精神行为问题。到 2020 年，抑郁症将位居全球疾病的第二位，仅次于心脏病。人群中还有将近 5% 的人患有不同程度的焦虑症，且焦虑症患者往往并发抑郁症。在我国，抑郁症及焦虑症已成为第二大疾病，对社会造成的危害远超心血管疾病和癌症，但约有 90％ 的抑郁症或焦虑症患者未得到及时诊治。究其原因，有些患者从未意识到自己患的是抑郁症或焦虑症或医生未能加以识别，在综合性医院隐藏有大量的抑郁症或焦虑症患者。一旦确诊，有些患者会纠结是寻求中医治疗还是西医治疗？抑或中西医结合治疗？单纯西医治疗会不会不良反应很多？单纯中医治疗效果又如何？对此，往往非精神性疾病的专科医生也感到茫然。此外，在抑郁焦症或虑症的治疗过程中，患者和医生都会有许多疑问，需要一本实用的专业书籍。

本书围绕中西医结合诊治抑郁症和焦虑症的基本知识和防治方法进行编写，在对多年诊治经验和对文献资料进行归纳的基础上分为基础篇、治疗篇和调护篇三部分，涉及中西医结合诊治抑郁症和焦虑症的方方面面。

本书紧密结合抑郁症和焦虑症中西医结合诊治的最新进展，注重突出先进性和实用性。参加编写者均为临床一线的医务人员，确保内容的科学性。语言表述尽量通俗易懂，采用一问一答式，可读性强，以便于理解和记忆。

本书不仅适合临床实习医生，有助于他们对抑郁焦虑防治知识的掌握，也适合临床一线医师、高年级医学生、规培医师和进修医师参考使用，是一本简明实用的参考用书。同时，本书也适合大众阅读，了解抑郁症、焦虑症的防治知识。

尽管我们力求反映最新的学术水平，尽量深入浅出地介绍相关知识，但由于水平有限，不妥之处请读者提出，以便再版时修订提高。

本书编写过程中参考、引用了部分国内外医学专著和文献，得到了广西中医药大学及第一附属医院领导的关心、支持，以及许多前辈、同道的鼓励和帮助，得到了中国中医药出版社的指导和支持，在此一并表示感谢。

编者

2020 年 1 月

C目 录
ONTENTS

一、基础篇

（一）中医基础

扫码听书

1. 抑郁焦虑相当于中医的什么疾病

答：抑郁焦虑相当于中医范畴的郁病，又称郁证。中医所说的"郁"有两种含义：广义的"郁"是指饮食及七情等因素引起的郁病。金元以前所论的"郁"大多属于此种。狭义的"郁"是指由于七情不畅、气机郁滞而引起的郁病，即情志之郁。明代以后所论的"郁"属于此种。根据郁病的临床表现及其以情志内伤为致病原因，主要见于西医学的神经衰弱、癔症及焦虑症等。另外，郁病也见于更年期综合征及反应性精神病。

2. 什么是郁病

答：郁病是由素体肝旺或体质素弱，复加情志所伤引起气机郁滞、肝失疏泄、脾失健运、心失所养、脏腑阴阳气血失调的一类病证。其以心情抑郁、情绪不宁、胸部满闷、胸胁胀痛，或易怒欲哭，或自觉咽中有异物梗塞等为主要临床表现。"郁"有积、滞、蕴结之意。由于气机郁滞，可进一步产生血瘀、痰积、湿停、食滞、火逆，以及脏腑功能失调等病理变化。

3. 古代医籍有关于郁病的论述吗

答：《黄帝内经》《金匮要略》《诸病源候论》等古籍中都有关于"郁"的论述，但将郁病作为一个独立病证却始于金元时期。大体来说，金元时期及明初的医家多将邪气外侵、七情内伤等所致郁滞不通的病证统称为郁病，明朝之后的医家多认为郁病是情志内伤而致气机郁滞的一类病证。张景岳在《景岳全书》中指出："情志之郁，则总由乎心，此因郁而病也。"随着中医学的发展，郁病被定义为由情志不舒、气机郁滞所致，以心情抑郁、情绪不宁、胸部满闷、胁肋胀痛，或易怒喜哭，或咽中如有异物梗塞等为主要临床表现的一类病证。

4. 《黄帝内经》对郁病有什么相关记载

答：《黄帝内经》无郁病病名，但有关于五气之郁的论述。如《素问·六元正纪大论》云："郁之甚者，治之奈何？"又云："木郁达之，火郁发之，土郁夺之，金郁泄之，水郁折之。"并有较多关于情志致郁的论述。如《素问·举痛论》云："思则心有所存，神有所归，正气留而不行，故气结矣。"《灵枢·本神》云："愁忧者，气闭塞而不行。"《素问·本病论》云："人忧愁思虑即伤心。"又云："人或恚怒，气逆上而不下，即伤肝也。"

5. 中医是如何认识郁病的

答：《金匮要略·妇人杂病脉证并治》记载了属于郁病的脏躁和梅核气两种病证，并观察到这两种病证多发于女性，所提出的治疗方药沿用至今。《诸病源候论·气病诸候·结气候》说："结气病者，忧思所生也。心有所存，神有所止，气留而不行，故结于内。"指出忧思会导致气机郁结。金元时期，医家开始比较明确地把郁病作为一个独立的病证加以论述。如元代《丹溪心法·六郁》已将郁病列为专篇，提出了气、血、火、食、湿、痰六郁之说，创立了六郁汤、越鞠丸等相应的治疗方剂。明代《医学正传》首先采用"郁证"这一病证名称。自明代之后，逐渐把情志之郁作为郁病的主要内容。如《古今医统大全·郁证门》说："郁为七情不舒，遂成郁结，既郁之久，变病多端。"《景岳全书·郁证》将情志之郁称为"因郁而病"，着重论述了怒郁、思郁、忧郁 3 种郁病的证治。《临证指南医案·郁》所载的病例均属情志之郁，治则涉及疏肝理气、苦辛通降、平肝息风、清心泻火、健脾和胃、活血通络、化痰涤饮、益气养阴等法，用药清新灵活，颇多启发，并且充分注意到精神治疗对郁病具有的重要意义，认为"郁证全在病者能移情易性"。王清任对郁病中血行郁滞的病机做了必要的强调，对于活血化瘀法治疗郁病作出了贡献。

6. 中医哪些病证属于广义郁病

答：百合病，脏躁，梅核气，奔豚气，六郁（即气郁、血郁、火郁、食郁、湿郁、痰郁），七情郁病（即怒郁、思郁、忧郁、悲郁、惊郁、恐郁）。

7. 什么是百合病

答：百合病是一种热病的后遗症，是以神志恍惚、精神不定为主要表现的情志病。《金匮要略·百合狐惑阴阳毒病证治》云：

"百合病者，百脉一宗，悉致其病也。意欲食复不能食，常默默，欲卧不能卧，欲行不能行，饮食或有美时，或有不用闻食臭时，如寒无寒，如热无热，口苦，小便赤，诸药不能治，得药则剧吐利，如有神灵者，身形如和，其脉微数。"其病实少虚多，属阴虚内热之证。

8. 什么是脏躁

答：妇女精神忧郁、烦躁不宁、无故悲泣、哭笑无常、喜怒无定、呵欠频作、不能自控者，称脏躁。《金匮要略·妇人杂病脉证并治》云："妇人脏躁，喜悲伤欲哭，像如神灵所作，数欠伸，甘麦大枣汤主之。"脏躁与百合病相似，但脏躁以哭笑无常、悲伤欲哭为主，而百合病以沉默寡言、抑郁少欢为主。

9. 什么是梅核气

答：梅核气是指因情志不遂、肝气瘀滞、痰气互结、停聚于咽所致，以咽中似有梅核阻塞、咳之不出、咽之不下、时发时止为主要表现的疾病。临床上本病以咽喉中有异常感觉但不影响进食为特征。

10. 什么是奔豚气

答：奔豚气是指患者自觉有气从少腹上冲胸咽的一种病证。由于气冲如豚之奔突，故名奔豚气，病名见《金匮要略·奔豚气病脉证治》，亦称奔豚、贲豚、贲豚气。本病可见于西医学的神经官能症、冠心病等，临床以自觉气从少腹上冲胸咽为主要症状特征。本病发作时，常伴见腹痛、胸闷气急、心悸、惊恐、烦躁不安，甚则抽搐、厥逆，或少腹有水气上冲至心下，或兼有乍寒乍热等。本病主要是由于七情内伤，寒水上逆所致。其上冲之理是气、寒、水由下逆上，且与冲脉有联系，因冲脉起于胞中，循腹部至胸中。

11. 什么是六郁

答："郁"是指壅遏不通畅或郁结不舒，"六郁"是气、血、湿、火、痰、食六种郁病的合称。六者之中以气为主，气行则郁散。元代朱丹溪认为，"气血冲和，万病不生；一有怫郁，诸病生焉""百病生于气"。气为血帅，气机郁结不行则血亦不行，故病血郁。同样，气郁可导致水液代谢失常，产生湿郁、痰郁、食郁。气血郁结则其他郁病就会相继而生，并且六郁相互影响。《医学正传·郁证》云："又如热郁而成痰，痰郁而成癖，血郁而成癥，食郁而成痞满，此必然之理也。又气郁而湿滞，湿滞而成热，热郁而成痰，痰滞而血不行，血滞而食不消化，此六者皆相因而为病者也。"

12. 什么是怒郁

答：怒郁，病证名，其证初因暴怒伤肝，胁腹胀痛；继则郁怒化火，烦热吐衄；肝病伤脾则倦怠少食。《景岳全书·杂证谟》云："怒郁者，方其大怒气逆之时，则实邪在肝，多见气满腹胀，所当平也。及其怒后而逆气已去，唯中气受伤矣，即无胀满疼痛等证，而或为倦怠，或为少食。"

13. 什么是思郁

答：思郁，病证名，指由思怨不解、气机郁结所致的病证。《景岳全书·杂证谟》云："若思郁者……思则气结，结于心而伤于脾也。及其既甚，则上连肺胃而为咳喘，为失血，为噎膈，为呕吐；下连肝肾则为带浊，为崩淋，为不月，为劳损。"

14. 什么是忧郁

答：忧郁，病证名，多由悲忧过度所致。《景岳全书·杂证谟》云："若忧郁病者，则全属大虚，本无邪实。"因悲则气消，忧则气沉，故脾肺必伤。

15. 什么是悲郁

答：悲郁，病证名，由悲伤忧愁过度所致。悲郁常见抑郁寡欢，悲伤欲泣。《类证治裁·郁症论治》云："悲忧脏躁欲泣，甘麦大枣汤。"

16. 什么是惊郁、恐郁

答：惊郁，病证名，七情郁病之一，受惊吓所致。病名见《类证治裁·卷三》。《张氏医通·惊》云："惊则气乱，郁而生火生涎，涎与气搏，变生诸证。"

恐郁，病证名，七情郁病之一，因人受恐吓所致。恐为肾之志，恐则气机下陷，郁则肾伤精亏、阳消精怯。

17. 导致郁病的原因有哪些

答：

（1）情志失调：七情过极，刺激过于持久，超过机体的调节能力，导致情志失调，其中尤以悲、忧、恼、怒最易致病。若恼怒伤肝，肝失条达，疏泄失司，则致肝气郁结。气郁日久化火，则为火郁；气滞血瘀则为血郁；谋虑不遂或忧思过度，久郁伤脾，脾失健运，食滞不消而蕴湿、生痰、化热，则又将发展为食郁、湿郁、痰郁、热郁。

（2）体质因素：素体肝旺或体质素弱，复加情志刺激，肝郁抑脾，饮食渐减，生化乏源，日久必气血不足、心脾失养，或郁火暗耗营血，阴虚火旺，心病及肾，而致心肾阴虚。如《杂病源流犀烛·诸郁源流》所说："诸郁，脏气病也，其源本于思虑过深，更兼脏气弱，故六郁之病生焉。"

18. 郁病的中医发病机制是什么

答：郁病的"郁"有广义与狭义之分，广义之郁包括外邪、情志等因素所致的郁，狭义之郁单指情志不舒为病因的郁。

郁病的成因包括以下两种情况。

（1）外来邪气入侵后积聚于体内而致郁病。《丹溪治法心要》云："或寒热之交侵，或雨湿之浸淫，或酒浆之积聚，而成郁疾。"入侵人体的邪气是郁病产生的直接因素，邪气积聚不散则致郁病。《临证指南医案》明确说明："六气着人，皆能郁而致病……邪不解散即谓之郁。"

（2）七情所伤、情志不遂，或郁怒伤肝，导致肝气郁结而为病，故病位主要在肝，但可涉及心、脾、肾。肝喜条达而主疏泄，若肝失疏泄，长期肝郁不解、情志不畅，可引起五脏气血失调。肝气郁结，横逆乘上，则出现肝脾失和之证。肝郁化火，可致心火偏亢。忧思伤脾，思则气结，既可导致气郁生痰，又可因生化无源，气血不足，而形成心脾两虚或心神失养之证。更有甚者，肝郁化火，火郁伤阴，心失所养，肾阴被耗，还可出现阴虚火旺或心肾阴虚之证。由于本病始于肝失条达，疏泄失常，故病因以气机郁滞不畅为先。气郁则湿不化，湿郁则生痰而致痰气郁结；气郁日久，由气及血而致血郁，又可进而化火，但均以气机郁滞为病。

19. 什么人易患郁病

答：郁病的发生，除了与精神刺激的强度及刺激持续时间的长短有关以外，与机体本身的状况也有极为密切的关系。如果心胸开阔，内心承受能力很强，即便受到一定程度的精神刺激，内心也能化解，并不会导致郁病；相反，承受能力不强则容易成郁。古代将这种脏气易郁的情况称为"脏气弱"。《杂病源流犀烛·诸郁源流》曰："诸郁，脏气病也。其源本于思虑过深，更兼脏气弱，故六郁之病生焉。六郁者，气、血、湿、热、食、痰也。"由此可见，郁病的发生有内外两方面因素，外因为情志所伤，内因为脏气弱。

20. 没有太多情志因素为什么会患郁病

答：郁病的病因离不开内、外因这两方面的内容，外为六淫侵袭，内为七情内伤与内生五邪作祟。就本质而言，"郁"即郁结、郁闭之义，最终都是导致脏腑经络气血功能紊乱。因此，有些人没有太多情志因素的影响也会得郁病。

无论是以实证为主的六郁，抑或以虚证为主的其他类型郁病，都是脏腑先天易损或后天损伤的结果。体质因素是七情郁病产生的内在原因，内生五邪是五脏郁或六郁产生的重要基础。六郁（气、血、痰、湿、食、火）和五脏郁（木、火、土、金、水）中以气郁、木郁为多见，气郁又往往合并他郁，所以临床上可以用气郁指代诸郁。

21. 郁病与哪个脏腑有关

答：郁病总体来说属于情志所伤，发病与肝的关系最为密切，故其病位主要在肝，其次涉及心、脾、肺、肾。肝主疏泄、藏血，为刚脏，体阴而用阳，主升主动，喜条达而恶抑郁，与四时之春相应。肝之藏血依赖于脾之生血功能健全，心主血脉顺畅；而肝之疏泄依赖于肾之纳气、肺之宣降的功能协调。就气机而言，肝升肺降依赖于脾升胃降之平衡；就血行而言，脾生肝藏，也要依赖于心肾协调配合。所以说，气机升降出入和血脉运行是否顺畅，与五脏六腑功能正常与否息息相关。《黄帝内经》认为，如果外界五运六气太过或不及，与之相对应的人体也会随之受到影响而出现五脏郁。七情致病，一方面与脏气弱或是说体质因素有关（如肝虚易肝郁），另一方面与情志过极、过久，或者七情兼夹有关。病浅者，尚在气分，关乎肺、脾、肾；病进者，深入血分，关乎心、肝、肾。久郁耗气伤血，不仅涉及肝、脾，而且影响心、肾。不仅伤气，而且耗血；不仅气滞，而且血瘀。无论是七情之郁病，还是六郁之郁病，都会引起气机升降失调、经络脏腑气血不通而百病丛生。

22. 郁病患者为什么多见心悸

答：忧愁思虑过久则伤心神、损脾气，并导致气血生化不足。气血不足，心失所养，或气机血行不畅，则易见心悸。气贵在流通，气机郁滞会导致新陈代谢的障碍；而津液代谢的障碍会促使湿、饮、痰、瘀的产生，成为气机郁滞的病理产物。"气为血帅，气行则血行"，气滞不行则血流不畅而为瘀。脾主水湿运化，脾气郁滞则水湿停运、湿邪内生，而痰、饮亦是源于津液停聚。《济生方·痰饮论治》云："人之气道贵乎顺，顺则津液流通，决无痰饮之患，调摄失宜，气道闭塞，水饮停于胸膈，结而成痰。"湿、饮、痰、瘀为津液代谢障碍的产物，水津属阴，其质黏稠滞涩，最能阻碍气机，又成为瘀滞的原因。两者互为因果，在郁病的发生发展中形成恶性循环，影响心的气血流通，从而导致心悸。

23. 郁病患者为什么会消瘦

答：抑郁寡欢导致肝气郁结，郁久肝火旺盛，肝属木、脾属土，木旺克土出现脾虚，出现受纳功能障碍，故患者不思饮食或者食不知味。摄入不足则气血生化乏源，加之脾虚致生化气血功能下降，不能濡养肌肉，肌肉失养在人体则表现为消瘦。

24. 郁病患者为什么会便秘、尿频，甚至会里急后重

答：郁病患者忧愁思虑、抑郁恼怒，易肝郁气滞、脾伤气结，可导致腑气郁滞、通降失常。传导失职则糟粕内停，或欲便不出，或里急后重、便出不爽。此外，郁病患者易惊恐，"肾在志为恐"，过度恐惧伤肾，易致使肾气失固，则患者会出现尿频、

尿急。

25. 中医如何诊断郁病

答：需要综合以下几个方面。

（1）症状：忧郁不畅、情绪不宁、胸胁胀满疼痛，或易怒易哭，或咽中如有异物，吞之不下、咳之不出等。多发于青中年女性。

（2）病史：患者大多数有忧愁、焦虑、悲哀、恐惧、愤懑等情志内伤病史，并且郁病病情的反复常与情志因素密切相关。

（3）检查：各系统检查和实验室检查均正常，除外器质性疾病。

符合以上几点即可诊断为郁病。

26. 郁病的辨证要点是什么

答：

（1）辨明受病脏腑与六郁：郁病的发生主要由于肝失疏泄、脾失健运、心失所养，应依据临床症状，辨明其受病脏腑的侧重。另外，郁病虽以气郁为主要病变，但在治疗时还应辨清六郁。一般说来，气郁、血郁、火郁主要关系于肝，食郁、湿郁、痰郁主要关系于脾；而虚证则与心的关系最为密切。

（2）辨证候虚实：气郁、血瘀、化火、食滞、湿停、痰结等六郁病变均属实证，实证病程较短，表现为精神抑郁、胸胁胀闷、咽中梗塞、时欲太息、脉弦或滑等。心、脾、肝、肾等脏腑气血不足或阴精亏虚导致的证候多属虚证，虚证病史久远，症见精神不振、心神不宁、心悸、虚烦不寐、悲忧喜哭等。此外，应注意实中夹虚、虚中夹实的复杂证候。

27. 郁病中的梅核气与喉痹如何鉴别

答：梅核气多见于青中年女性，因情志抑郁而起病，自觉咽中有物梗塞，咽之不下、咳之不出，但无咽痛及吞咽困难。咽中梗塞的感觉与情绪波动有关，心情愉快、工作繁忙时，症状可减轻或消失；而当心情抑郁或注意力集中于咽部时，则梗塞感觉加重。喉痹则以青中年男性发病较多，多由感冒、长期吸烟饮酒及嗜食辛辣食物而引发，咽部除有异物感外，尚觉咽干灼热、咽痒，咽部症状与情绪无关，过度辛劳或感受外邪则症状易加剧。

28. 郁病中的梅核气与噎膈如何鉴别

答：梅核气有咽部异物感，但进食无阻塞，不影响吞咽。噎膈（相当于西医学的食管癌）多见于中老年人，男性居多，症状以吞咽困难为主，梗塞感觉的部位主要在胸骨后，吞咽困难的程度日渐加重，做食管检查常发现异常。

29. 如何鉴别郁病中的脏躁与癫证

答：脏躁多发于青中年妇女或绝经期女性，起病缓慢，在精神因素的刺激下呈间歇性发作，在不发作时可如常人，主要表现为情绪不稳定、烦躁不宁、易激惹、易怒善哭、时做欠伸等，但具有自知、自控能力。而癫证发病无性别差异，主要表现为表情淡漠、沉默痴呆、出言无序或喃喃自语、静而多喜，患者缺乏自知、自控能力，心神失常的症状极少自行缓解。

30. 临床上郁病多见哪些证型

答：多见 8 个证型：肝气郁结型、气郁化火型、血行郁滞型、痰气郁结型、心阴亏虚型、心脾两虚型、肝肾阴虚型和心神惑乱型。

31. 肝气郁结型郁病有哪些症状

答：

（1）症状：精神抑郁，情绪不宁，胸部满闷，胁肋胀痛，痛无定处，脘闷嗳气，不思饮食，大便不调，女子月事不行，舌质淡红，苔薄腻，脉弦。

（2）分析：肝主疏泄，性喜条达，其经脉布胁肋。肝气郁结，疏泄功能失常，经脉气机不畅，则见精神不畅、情绪不宁、胸部满闷、胁肋胀痛、痛无定处等症；气滞血行不畅，则女子月事不行；肝脉自弦，因肝气郁结，故见脉弦。

32. 气郁化火型郁病有哪些症状

答：

（1）症状：性情急躁易怒，胸胁胀满，口苦而干，或头痛、目赤、耳鸣，或嘈杂吞酸、大便秘结，舌质红，苔黄，脉弦数。

（2）分析：肝气郁结，疏泄不利，故见胸胁胀满疼痛；肝郁日久化火，故性情急躁易怒、口苦而干；肝火上炎，扰乱清窍，则见头痛、目赤、耳鸣；肝火犯胃，则见嘈杂吞酸；热甚耗阴，则大便秘结；舌质红、苔黄、脉弦数均为气郁化火之象。

33. 血行郁滞型郁病有哪些症状

答：

（1）症状：精神抑郁，性情急躁，头痛，失眠，健忘，或胸胁刺痛，或身体某部有发冷或发热感，舌质紫暗，或有瘀点、瘀斑，脉弦或涩。

（2）分析：情志不舒，气机不畅，故见性情急躁、精神抑郁；气行则血行，气滞则血瘀，气血瘀阻不通，故见头痛、胸胁刺痛；血行郁滞不畅，心神失于濡养，故失眠、健忘；瘀血阻滞身体某部，局部失于温养，故见发冷；瘀血阻滞日久化热，又可见局部发热之感；舌质暗、脉涩均为血行郁滞之象。

34. 痰气郁结型郁病有哪些症状

答：

（1）症状：精神抑郁，胸部闷塞，胁肋胀满，咽中如有物梗塞，吞之不下、吐之不出，苔白腻，脉弦滑。

（2）分析：由于肝郁脾虚，聚湿生痰，气滞痰郁，故胸部闷塞，胁肋胀痛，咽中如物梗塞，吞之不下、吐之不出；痰郁阻碍肺气，则咳嗽有痰，或吐痰而不咳嗽；气滞则血瘀，故可见胸胁刺痛；苔腻、脉弦滑为痰气郁结之候。

35. 心阴亏虚型郁病有哪些症状

答：

（1）症状：情绪不宁，心悸，健忘，失眠，多梦，五心烦热，盗汗，口咽干燥，舌红少津，脉细数。

（2）分析：五志过极或思虑太过使心阴耗伤，心失所养，故心悸健忘；神不守舍，故情志不宁；心阴亏虚，阳不入阴，则失眠；神不守舍则多梦；心阴不足，虚火内生，故五心烦热、潮热盗汗；心火亢盛，肾阴亏虚，水火不济，则遗精、腰膝酸软；舌红少津、脉细数为阴虚有热之象。

36. 心脾两虚型郁病有哪些症状

答：

（1）症状：多思善疑，头晕神疲，心悸胆怯，失眠，健忘，纳差，面色不华，舌质淡，苔薄白，脉细。

（2）分析：忧愁思虑，久则损伤心神，并使气血生化不足。心主血脉，其华在面，气血不足，心失所养，不主神明，则多思深虑、健忘失眠、心悸；气血亏虚，故面色无华；气血不能上荣于脑，故头晕；脾失健运，故见纳差、食后腹胀等症；舌质淡、脉细均为心脾两虚、气血不足之象。

37. 肝肾阴虚型郁病有哪些症状

答：

（1）症状：情绪不宁，急躁易怒，眩晕，耳鸣，目干畏光，视物不明，或头痛且胀、面红目赤，舌干红，脉弦细或数。

（2）分析：肝为将军之官，体阴而用阳。年岁高者肝阴渐亏，肝阳易亢，人则急躁易怒；肝阴不足，阴精不能上承于目，故目干畏光、视物昏花；肝阴不足，肝阳上亢，甚至肝火上炎，上扰清窍，则头痛且胀；肾阴不足，腰府失养，则腰酸；肝肾阴虚，则眩晕耳鸣、烘热自汗阵作；肝肾失养，冲任不调，故月经不调；阴虚火旺，扰动精室，精关不固，则遗精；舌质红、少津、脉弦细数为肝肾阴虚有火之象。

38. 心神惑乱型郁病有哪些症状

答：

（1）症状：精神恍惚，心神不宁，多疑易惊，悲忧善哭，喜怒无常，或时时欠伸，或手舞足蹈、骂詈喊叫，舌质淡，脉弦。

（2）分析：五志过极，心气耗伤，营血不足，以致心神失养，故见精神恍惚、心神不宁、多疑易惊、时时欠伸；心神惑乱，不能自主，则见悲忧善哭、喜怒无常、手舞足蹈等脏躁之症。

39. 郁病与失眠有什么关系

答：郁病是失眠的病因之一。郁病患者情志不舒、抑郁寡欢、忧愁思虑，致使气机阻滞不畅，气滞则血瘀，血行瘀滞不畅，心神失于濡养，易引起失眠。

40. 中医学的神志病相当于西医学的什么病

答：相当于西医学之精神分裂症、强迫症、抑郁症、焦虑症、癔症、癫痫等精神、心理疾病及其他疾病中出现的精神症状。

41. 中医学的神志病与情志病有何不同

答：两者的临床范畴与对应的西医学疾病大同小异，有时在临床上很难区别，互为借用。情志病由情志失调引起，情志有 7 种，七情（即喜、怒、忧、思、悲、恐、惊）分别对应五脏。其对应关系：心对应喜，肝对应怒，脾对应思，肺对应忧、悲，肾对应恐、惊。七情过度引起的就是情志病。例如，长期忧郁会造成精神恍惚、免疫力低下；经常生气易得肝病，甚至胃癌；情志刺激会诱发高血压、胃痛、胸痹心痛等。但情志病不影响患者的日常生活，患者能进行正常的人际交流。而神志病是神志失常，比情志病更为严重，相当于西医学的精神错乱，影响患者日常生活，患者无法与他人正常交流。其表现为狂躁或淡漠、无端谩骂、胡言乱语等。

42. 《伤寒论》中论述的情志病有哪些症状

答：言语异常（谵语、郑声、独语、默默、语言难出与不能语言等），行为异常（狂、循衣摸床、撮空理线等），睡眠障碍（欲眠、不得眠），神志异常（惊、烦、心烦、烦躁、心中懊憹、心愦愦、恍惚心乱、怵惕等），记忆障碍（喜忘），意识障碍（昏冒、不识人等）。

43. 《金匮要略》中论述的神志病有哪些

病名	病因病机	临床表现	辨证
百合病	情志不遂，郁而化火 热病后期，余热未清 心肺阴虚内热（以心阴虚为主）	精神恍惚不定，饮食行动异常，口苦，小便赤，脉微数	阴虚内热，心神不宁

病名	病因病机	临床表现	辨证
狐惑病	湿热内蕴，虫毒感染肝、心、脾	上下蚀烂，甚或成脓，精神恍惚	湿热蕴蒸，肝、心病变为主
虚烦不得眠	肝阴不足，心血亏虚	虚烦不得眠，心神不安，头晕目眩，舌红少苔	肝阴虚
奔豚气	精神刺激，误汗伤阳	气从少腹上冲胸咽，发作欲死，复还止	肝气奔豚，肾气奔豚
梅核气	七情郁结，痰凝气滞	妇人咽中如有炙脔	痰气郁结
脏躁（邪哭）	情志不舒，思虑过多肝郁化火，心脾两虚	神志不宁，无故悲伤欲哭，频作欠伸，神疲乏力	脏阴不足，心脾两虚

44. 郁病可以预防吗

答："未病先防，既病防变"的"治未病"思想是中医学的经典论述，意指在疾病初见端倪之时，将其扼杀在萌芽之中。《素问·上古天真论》云："恬淡虚无，真气从之，精神内守，病安从来？"郁病的发生与自然、社会、个人体质等关系密切，在现代纷繁复杂的社会里，更加应该注重调节情志及提高自身体质，以增强抵御各种疾病的能力。针对好发病的群体，如更年期妇女、工作高度紧张人员、丧偶离异的独居者或就业压力大、经济压力大的人群等，社会、家庭和医务人员应给予足够的帮助和重视，甚至进行心理疏导。对郁病加以预防，做好疏导工作，能够有效降低郁病的发病率。

（二）西医基础

45. 什么是抑郁症

答：抑郁症是以持续性（两周以上）的情绪低落（高兴不起来）、疲乏（缺乏精力）、内在动力不足（兴趣丧失）为主要表现的情感障碍综合征。患者还有悲观、思维迟缓、缺乏主动性、自责自罪、饮食睡眠差、担心自己患有各种疾病、感到全身多处不适等表现，严重者可出现自杀念头和行为。

46. 什么人易患抑郁症

答：

（1）有抑郁症家族病史者患抑郁症的概率比一般人群高10～30倍。血缘关系越近，概率越大。单卵双生子同病率为33.3%～92.6%，双卵双生子同病率为5.0%～23.6%。

（2）女性患抑郁症的概率是男性的两倍，可能与妇女月经、怀孕、生育、绝经、避孕等过程中激素变化对情绪的影响有关，35～45岁女性的发病率最高。

（3）单身人群比已婚人群发病率高，可能与缺少亲情支持有关。已婚人群中，分居两地的夫妻比共同生活的夫妻患抑郁症概率高；共同生活的夫妻中，有婚姻问题的比没有婚姻问题的患抑郁症的概率高26倍。

（4）社会中白领阶层和最底层贫困人群患抑郁症的相对较

多。白领阶层精神压力大、工作紧张，处于决策层的人需要承担开拓的风险；处于职能层的人要领悟上司的意图去准确下达指标；处于外资企业的人需要应对文化和思维方式差异带来的压力。而生活在最底层的人生活压力大，长期为柴米油盐发愁，如再遇上天灾人祸，压力可想而知。

（5）做事过分认真的人，人际关系不良、缺乏亲密可信的亲友的人，对自己的现在、过去、未来持消极看法的人，更易患抑郁症。

（6）患有慢性躯体疾病的患者合并有抑郁症的概率要比正常人患抑郁症的概率高出许多，如慢性阻塞性肺疾病、糖尿病、癌症、冠心病、脑卒中、帕金森病的患者。

47. 服用什么药易导致抑郁症

答：

（1）抗高血压药：几乎所有具备抗肾上腺素功能的降压药均能引起抑郁，其中利舍平最明显。服用利舍平的患者中，发生抑郁反应者占 8%～20%，甚至有高达 26% 的报道。利舍平引起的抑郁是渐进的，开始只是兴趣丧失，大约 1 个月后可以达到严重抑郁，且用药时间越长，抑郁发生的概度越高。此外，甲基多巴、肼屈嗪、可乐定、普萘洛尔也可导致抑郁情绪的产生。

（2）抗精神病药：多种抗精神病药均可引发抑郁情绪，如氯丙嗪、氟哌啶醇、长效氟奋乃静等。在精神病治疗过程中（往往在精神症状有明显改善时），大约有 20%～30% 的患者表现出迟缓、缺乏兴趣和启动力、不能有效思考、有一种难以描述的不舒服感。抗精神病药引起的锥体外系不良反应（一种运动障碍，主要表现为肌肉僵硬、震颤、动作不协调、静坐不能）也会加重患者的焦虑、抑郁情绪，甚至导致患者自杀。

（3）糖皮质激素：这类药俗称为"激素"，临床应用较广。它导致精神障碍的发生率从 1% ～ 23% 不等，其与激素的种类、原发疾病的类型、患者的个体差异等因素有关。一般认为，地塞米松导致精神活动改变的概度最高，可的松次之，泼尼松再次之。发生精神障碍者中年轻人占多数，有报道称 83% 的此类患者年龄在 30 岁以下。男女两性的发病率无明显差别。多数患者在应用糖皮质激素 1 个月左右开始出现抑郁情绪，有的时间更早，停药 1 ～ 3 个月后症状可缓解。

（4）苯二氮䓬类（催眠、镇静、抗焦虑药）、药物依赖、酒精依赖均可导致抑郁。抗癌药长春新碱、钙离子拮抗剂氟桂利嗪、部分口服避孕药、抗结核药、减肥药等也可引起抑郁。

48. 为什么女性更易患抑郁症

答：目前尚无定论，主要的假设是由于女性生理结构的影响。女性的生理结构使得她们要经历月经来潮、停经和怀孕的过程，这些生理上的变化都会带来精神压力，而一旦不能正确控制这些压力，女性就容易患上抑郁症。因此，抑郁症在女性中多发于青春期、经前期、产后及更年期。女性具有敏感、容易情绪化的特点，更年期的妇女更是承受着工作和家庭两副重担的压力，而且她们处于激素水平波动的阶段，身体可能出现各种不适，很容易患抑郁症。

此外，我们的大脑中存在着脑白质和脑灰质。在大脑的显像图上，我们能看到白色和灰色区域分布在大脑各处，那就是脑白质和脑灰质。脑灰质是我们的大脑中神经元集中的地方，与高级认知功能相关。如果脑灰质受损，认知功能势必受到影响。在抑郁症患者的大脑中就灰质减少的情况，说明脑灰质损害与抑郁症有一定联系。不只如此，专家发现女性抑郁症患者的脑灰质体积比起男性患者的明显减少，特别是在右侧梭状回及右侧海马回区域的脑灰质，体积有显著差异。这或许和女性更容易发生抑郁及女性抑郁的预后情况有一定联系。

49. 抑郁症是由精神因素引起的吗

答：抑郁症是否与精神因素有关，不能一概而论，主要取决于是哪种类型的抑郁症。

（1）内源性抑郁症：主要由脑内儿茶酚胺类神经递质代谢障碍所致，有家族遗传史。部分患者发病前有不良刺激因素，但这些刺激因素并非发病的根本原因。临床上存在症状早重晚轻的特点，有精神运动性迟滞、早醒、体重明显下降、自罪观念、自杀行为和生活不能自理等表现。少数病重者还可出现缄默不语、卧床不动的抑郁性木僵状态。本病是一种严重的抑郁症。

（2）心因性抑郁症：主要由受到外界的不良刺激或者内心的矛盾冲突所致。往往在受到超强精神打击后急性发病，也有少数是缓慢起病的。

（3）抑郁性神经症：又称抑郁型神经官能症，是一种较轻型的抑郁症。它表现为持续的情绪低落状态，常伴有神经衰弱的许多症状，其预后较良好。

（4）隐匿性抑郁症：躯体症状十分明显，可涉及各个系统，但以疼痛为主诉者较常见，隐藏很深的抑郁症状反而被掩盖，如果医生不警惕易长期误诊。

（5）更年期抑郁症：首次发病在更年期，常以某些精神因素或躯体因素为诱因，多有更年期综合征的表现，临床症状以焦虑、抑郁为主，智能良好。

（6）继发性抑郁症：①继发于某些精神障碍。②继发于肝炎、流感、甲状腺功能减退等躯体疾病。③继发于利舍平、糖皮质激素等药物的不良反应。

50. 抑郁症有好发年龄吗

答：抑郁症的种类不同，发病年龄也各不相同。据统计，原发性抑郁症的好发年龄为 18～45 岁；女性抑郁症的好发年龄为 35～45 岁；生活在社区中的 65 岁以上老人，其抑郁症发病率为 15% 左右，而生活在养老院的 65 岁以上老人的抑郁症发病率为 15%～25%。各种继发性抑郁症（反应性抑郁症、躯体疾病伴发的抑郁症、药源性抑郁症等）可以发生于任何年龄。因此，抑郁症的好发年龄不能一概而论。

51. 哪些躯体疾病易伴发抑郁症

答：多种躯体疾病均可伴发抑郁症，尤其以脑部疾病最为突出。

（1）甲状腺功能减退：患者可伴有继发性抑郁症，患者往往表现为行动迟缓、语言不畅、精力不足，原发病的症状较为突出。

（2）癌症：癌症患者常伴发抑郁，至少 25% 的住院癌症患者都有抑郁症状。癌症患者的心理因素复杂，癌症一经确诊，对个体而言是突然的应激和灾难性生活事件，对疾病的绝望、疾病所带来的疼痛、长期住院引发的经济问题和家庭矛盾，成为患者产生抑郁症状的重要原因。需要注意的是，长期抑郁也是导致癌症的重要原因之一。

（3）流感：流感患者在发热期或恢复期可出现抑郁症状，表现有头痛、失眠、头晕、疲乏、嗜睡，同时伴有抑郁寡言、情感反应迟钝及精神运动性迟滞。

（4）脑器质性疾病：脑动脉硬化、脑变性、脑肿瘤、癫痫等脑器质性疾病均可伴发抑郁，但大多数不到严重抑郁的程度，多为焦虑、疑病和神经衰弱症状。

①脑动脉硬化的患者中，约有1/3患者在不同阶段发作抑郁。本病初期，患者的人格较为完整，智能损害不严重，病情呈波动变化；随着病情发展，出现抑郁症状的患者中，有5%～10%的患者呈现较严重和持久的抑郁状态，并伴有意识混浊、情绪不稳，严重时可出现自责、自罪的表现，部分患者有自杀行为。

②脑卒中后抑郁的临床表现分为两类，一类是轻度抑郁，表现为悲伤、乏力、睡眠障碍、注意力下降、兴趣减退等；另一类是重度抑郁，除了上述轻度抑郁症状外，还有紧张焦虑、早醒、兴趣丧失、思维迟缓、体重减轻、有濒死感及自杀意念等。自杀企图是脑卒中后抑郁最危险的症状，可出现在脑卒中后的早期或恢复期，应引起高度重视。

③癫痫性抑郁可以在癫痫发作的间隙期出现，称间发性抑郁，患者可以无任何诱因的情况下突然出现抑郁，常常伴有苦闷性焦虑，此时患者常有自杀和伤害他人的行为。症状可持续数十小时，还可见癫痫的其他表现。在这种心境恶劣的情况下，如有

发作性持续饮酒的表现，称为间发性酒狂。

④震颤麻痹又称帕金森病，发病前可先出现抑郁症状，也可能是同时出现。震颤麻痹所伴发的抑郁表现为苦闷、对前途悲观、易激惹及自杀观念。此外，焦虑症的发生率也很高，但很少有内疚、自责、失败感及被惩罚感。

52. 抑郁症与个性有关吗

答：一个人的个性在抑郁症的发生上扮演了重要角色，性格内向、不喜交往、不善宣泄负面情绪的人较性格开朗、广交朋友、生活态度积极向上者更易罹患抑郁症。有下列性格特点的人患抑郁症的危险性相对较高。

（1）草木皆兵：他们的性格中有一种习惯性的担心和忧虑，灾难还没有来就开始加强警惕，想尽办法来应对。但当困难真正到来的时候，却发现提前的担心都没有用，所做准备未必用得上，反而由于过度的担心，让自己错过了许多美好的风景。

（2）眼里揉不得沙子：这样的人无论对人还是对事，大多具有完美主义和绝对化的倾向。但很多时候，这样的性格也容易使人陷入痛苦，甚至使事情的结果向相反的方向发展。

（3）无聊、没意思：当一个人的生活中有很多积极的、值得关注的因素时，他的精神能量总是朝着积极的、解决问题的方向在发展。而一旦这些积极因素匮乏时，便容易对不如意的事情过分关注，甚至放大，形成了心理上的不良情绪。

53. 抑郁症发生的总概率是多少

答：抑郁症是一种常见疾病，可发生于任何一个人，不论其

25

地位、种族、年龄、性别、婚姻状况或文化程度如何。有资料表明，约 1/5 的人一生中会出现中等程度或严重的抑郁，其中女性比男性多 2～3 倍，几乎 1/4 的女性罹患抑郁症。与此相对，男性仅 1/10，但男性自杀的危险更高。专家们认为，如果一并考虑轻度的、未被诊断的抑郁症，则具有抑郁症状的女性会更多。重度及复发的抑郁患者中男女数量相似。

54. 抑郁症典型的"三低"症状是什么

答：抑郁症典型的"三低"症状包括情感、思维、行为三大症状群，它们是抑郁症的基本症状。

（1）情绪低落：患者的情绪从轻度心情不佳、兴趣减少，到心灰意懒、悲观、绝望。具体表现无精打采、郁闷、唉声叹气，对什么事情都提不起兴趣，对亲人失去了往日的眷念，对工作、学习和前途悲观失望，感到生活痛苦难熬，度日如年，终日以泪洗面，常常出现自杀念头。患者常用"高兴不起来""一堆金砖放在我面前也没有兴趣""活着很痛苦，我已没希望，不如死了好"来形容自己的心情。

（2）思维迟缓：患者感到思考能力比以前"笨"多了，"脑子就像一部生锈的机器，开动很困难"。患者回答问题反应迟缓，联想困难，语音低微。在此基础上，患者认为自己的工作、学习能力丧失殆尽，已成为废人，连累了家人，对不起单位，因而感到内疚、自责、自罪，加重了自杀观念。患者常说："我什么事都做不了，成了家庭的累赘，活在世上毫无意义。"有的患者在上述症状的基础上产生疑病，认为自己患了某种不治之症。

（3）精神运动性抑制：患者感到持续性的精力不足，不想说话，语音低沉缓慢，行为减少，不想动，常卧床哭泣，甚至懒于洗漱打扮。患者疏远亲友，回避社交，活动明显减少。对自己十分宠爱的子女也懒于管教，对自己平时喜爱的活动也不愿参加。

55. 抑郁症的躯体症状有哪些

答：在情绪低落的基础上，抑郁症患者会出现各系统的不适。运动系统出现持续的疲乏无力，精力不足；呼吸系统出现咳嗽，哮喘，气短，气紧；循环系统出现胸闷心慌，心悸；免疫系统出现抵抗力下降；神经系统出现失眠或睡眠过多，头痛，头晕，记忆差，注意力难以集中，思考困难；消化系统出现口中无味，恶心，腹胀，大便次数多，食欲下降，体重减轻；泌尿系统出现小便次数增多，尿急；生殖系统出现阳痿，闭经，性欲下降。有的患者还出现各种慢性躯体疼痛（牙齿痛、颈项痛、背痛、腹痛、腰痛、关节痛等）。上述躯体不适使患者自感身体状态很差，大热天也穿着外套，不敢吹电风扇。

抑郁症表现出的躯体不适个体差异较大，但以自主神经支配的胃肠道症状和心血管症状表现为主。

56. 抑郁症常伴发的精神症状有哪些

答：精神症状有以下几种。

（1）思维迟缓：患者的思维联想过程受抑制，具体表现为主动性言语减少、语速明显减慢、思考问题费力、反应迟钝。在情绪低落影响下，会出现自我评价低，自卑，有无用感和无价值感，有悲观厌世和自杀打算，自责自罪，认为自己成为累赘；在躯体不适基础上出现疑病观念，认为自己患了不治之症。

（2）意志活动减退：主动性活动明显减少，生活被动，不愿参与外界活动或平素感兴趣的活动，常独处。生活懒散，发展为不语不动，可达木僵程度。最危险的是反复出现自杀企图和行为。

（3）其他：抑郁发作时出现幻觉、人格解体、现实解体、强迫和恐怖症状。因思维联想显著迟缓及记忆力下降，易影响老年患者的认知功能，出现抑郁性假性老年痴呆症。

57. 抑郁症分几级

答：抑郁症可分为轻度、中度和重度。

（1）轻度抑郁症的表现：①存在"内苦外乐"的症状。患者从外表看来无异常表现，甚至可以给人一种愉快乐观的假象。深入地做精神检查和心理测定可发现其异常，服药或休息、疗养等方法亦无法消除抑郁症状。②社会功能下降。学生可以出现以学习困难为主要表现的各种学习障碍症状，上班族会突然陷入无能为力的消极被动状态，无法胜任原本非常熟练的工作。③出现久治不愈的以失眠为中心的睡眠障碍。④患者意识清晰，仪表端正，有强烈的求医愿望，常常为此四处奔走、多方觅法（所谓"病急乱投医"）。⑤临床表现出心境低落，兴趣和愉快感丧失，容易疲劳。如果这些表现无缘无故地持久两周以上，甚至数月不见好转，通常被视为轻度抑郁症最典型的症状。

（2）中度抑郁症的表现：①情绪低落、心境恶劣、缺乏兴趣和精力减退，是中度抑郁症典型表现和特征。②脑功能阻滞和忧郁性认知。患者感到自己思维迟钝，记忆力下降，注意力分散，大脑效能下降，无法胜任正常工作。由忧郁心境导致思维认识上消极悲观和自卑，称为"忧郁性认知"。③精神运动性阻滞。这是中度抑郁症的典型症状，表现为行动迟缓、很少有自发性动作、不想做事、懒散无力。④明显的焦虑和激越。中度抑郁症患者在临床上出现明显的惊慌不安、激惹不宁和焦虑，被称为"激越性抑郁症"。

（3）重度抑郁症的表现：①情绪极为抑郁。重度抑郁症最具代表性的症状应属情绪表现。重度抑郁症患者已经无法感受到喜怒哀乐，对一切事物都不感兴趣，逐渐萌发厌世之念。沉重的抑郁情绪总是带来自责、自罪的想法，患者可能因罪恶妄想而拒食或因疑病妄想而反复到医院检查。②思维动作迟缓。其表现为患者语速慢、语音低、语量少、应答迟钝；少数抑郁状态严重者可呈木僵状态，表现为不言不语、不动不吃。此外，激越型抑郁症患者的言语动作都明显增加，焦虑恐惧，激动自伤，危险性很大。③躯体不适明显。患者面容憔悴苍老，目光迟滞，纳差，体质下降，汗液和唾液分泌减少，便秘，性欲减退。④自杀意图明确。自杀企图和行为是抑郁症患者最危险的症状，可以出现在症状严重期，也可出现在早期或好转时。

58. 抑郁症常见诱发因素

答：引发抑郁症的原因比较复杂，除了物质因素外，还有遗传因素和个性因素等。

（1）遗传因素：如果家里有人得过抑郁症，那么直系亲属（父母、子女）的患病率比普通人高2～3倍。患者得病的时间越早，其亲属患病的危险就越大。不过有家庭病史并不意味着一定会得抑郁症。

（2）个性因素：消极、自卑、完美主义、不能表达愤怒的人容易感觉抑郁。

（3）其他因素：更有大量患者出现抑郁症是由于其他各种各样的原因，如急性心脏病或脑卒中发作，以及罹患癌症等，都有发生抑郁症的可能。

（4）非心理诱发因素：①药物不良反应。服用治疗高血压、心律不齐的药物，或可的松和其他类固醇药物时，可出现抑郁症状。②甲状腺功能减退。甲状腺功能异常是引起抑郁症的主要原因之一，可使人体重增加、疲倦等。③经前综合征。很多妇女有经前综合征，其中5%患严重抑郁症。经前综合征的症状为强烈饥饿感、哭泣、失眠和行为改变。④妇女激素紊乱。妇女更年期时因雌激素缺乏引起其他激素和化学成分的变化，从而易出现抑郁症。⑤糖尿病。可导致乏力、疲倦和失眠等抑郁症状。⑥节食减肥。当一个人想减肥而采取激进的节食做法时，可能会出现抑郁症状。有研究认为，抑郁症主要是由机体内某些维生素和矿物质的缺乏导致。⑦缺乏运动。

59. 抑郁症就是精神病吗

答：精神病以精神病性症状为主，表现为知觉、思维、情感、意志、行为等精神活动的分离和不协调。例如，有的患者听见耳边有人说话，但又看不见人；有的患者经常喃喃自语或对空说话。患者完全沉浸在病态体验之中，与现实环境格格不入。患者的面部表情与自己的内心体验不协调，与外界环境也不协调，比如遇到亲人去世却无动于衷，在追悼会上还笑嘻嘻的。患者的很多想法和行为表现十分怪异，正常人难以理解，且患者对自己的异常表现不能正确地认识和批判（无自知力）。

抑郁症的患者以情感障碍为主要表现。患者表现为持续性的情绪低落和疲乏，自觉精力不足，不想说，不想动，什么事都不想干。还表现有兴趣丧失，对自己以前喜爱的活动也没有兴趣，甚至感到度日如年、生不如死。大部分抑郁症患者无精神病性症状，约16%的严重抑郁症患者会伴发幻觉、妄想等精神病性症状，但疾病早期和整个病程中的核心症状仍以抑郁症表现为主。患者的精神活动（感知觉、思维活动、情感活动、意志、行为表现）是协调的，伴发的精神病性症状会随着抑郁症状的缓解而消失。

60. 抑郁症会发展为精神病吗

答：不会。

（1）抑郁症与精神病在精神科疾病分类上是属于两个不同类别的疾病，二者的临床主要表现也各不相同。精神病的发病主要与脑内一种叫多巴胺的神经递质的功能不良有关，以精神病性症状表现为主。患者有丰富的幻觉和妄想，内容荒谬离奇；其言行喜怒无常，行为怪异，正常人无法理解。另外，精神病患者的情感反应也与其内心体验及外界环境不协调。而抑郁症主要与脑内5-羟色胺和去甲肾上腺素两种神经递质的功能不良有关，是以情绪低落、持续性疲乏、精力不足和内在动力缺乏为核心症状的情感障碍综合征。抑郁症患者的情绪相对稳定，表现为增强的负性情感体验，不会出现喜怒无常的现象，也不会有怪异行为。

（2）虽然抑郁症与精神病都有幻觉的症状，但情况却不一样。精神病患者的幻觉是持续的、清晰的，尤其是言语性的幻听，大多是评论性的、命令性的幻听。患者的行为也会受这种幻听的影响，无条件地服从幻听内容，会因继发抑郁症状而出现情绪低落，严重时会发生自杀。而抑郁症患者病情严重时发生的幻觉、妄想是片段的。

（3）抑郁症的愈后良好，治愈后或疾病缓解期患者的生活、工作、学习能力均恢复到发病前的正常水平。而精神病的预后相对较差，会残留一些认知方面的功能损害，影响患者社会功能的恢复。

61. 抑郁症都会导致自杀吗

答：不一定。抑郁症的主要表现为情绪低落、心情压抑、沮丧、忧伤，不愿与外界接触，对任何事情都提不起兴趣，对生活绝望、迷茫、没有目标，所以患者时常感觉生活没有意思。若长期的精神、心理、环境因素刺激，超过患者所能承受的心理负荷，患者才会有轻生的念头，甚至是行为。

62. 与自杀相关的危险因素有哪些

答：

（1）"微笑型"抑郁症的自杀风险最高。这类患者的自杀决心很坚决，因此常以面带微笑，甚至谈笑风生的假象来麻痹和欺骗监护人员。这种情绪的突然"好转"、心情的"豁然开朗"是一个危险征兆，患者以此来达到自杀成功的目的。

（2）过去有过自杀未遂或近期有过自杀行为也是危险因素之一。因抑郁症具有复发倾向，如果过去有自杀行为说明病情严重，病情复发时自杀的概率仍很高。

（3）家族中有过自杀或自杀未遂者的患者，自杀的危险性相对较高。

（4）近期有亲朋、同事、邻居自杀，对抑郁症患者有启示作用，可能会诱导患者自杀。

（5）患抑郁症并伴有酒精和药物滥用者的自杀风险也很大。这类患者在情绪低落时，很容易服大剂量的药物自杀。

（6）患抑郁症并伴有躯体疾病或负性生活事件也易导致患者自杀。

（7）伴有妄想的抑郁症患者自杀的风险较高。

（8）抑郁症患者合并焦虑情绪时自杀的风险较高。

63. 抑郁症会遗传吗

答：抑郁症的发病率很高，但它的发病原因仍不十分清楚，目前猜测可能与社会心理因素、遗传、人体的生理变化及神经内分泌等有关。其中，遗传因素很重要。据调查，抑郁症患者中有精神病家族史者的比例高达 30% ～ 41.8%，家族中有患病者的人群的抑郁症发病率是一般人群的 10 ～ 30 倍。血缘关系越近，患病概率越高。据国外的调查报告显示，抑郁症患者的亲属中患同病的概率：一级亲属（父母、同胞、子女）为 14%，二级亲属（伯、叔、姑、姨、舅、祖父母或孙子女、甥侄）为 4.8%，三级亲属（堂、表兄妹）为 3.6%。

虽然许多研究都发现抑郁症的发生与遗传因素有较密切的关系，但抑郁症不属于遗传性疾病。在病因上，抑郁发作如多由遗传因素起支配作用，则患者常无明显的心理社会因素；抑郁症如受遗传因素影响较弱，则往往由社会心理因素（如夫妻不和、离异、意外伤残、工作困难、人际关系紧张等）所引发。抑郁症是遗传、心理和社会环境这些因素综合作用导致的，应结合患者的情况具体分析。

64. 抑郁状态是指什么

答：在市场经济环境中，竞争十分激烈，工作和生活的压力、感情的挫折、不良的人际关系、学业和择业的困扰都会使人感到忧虑和烦恼，产生抑郁情绪。这种现象是人对处境变化的反应，虽然感到不高兴，但并不是抑郁症。大多数人在一过性的情绪低落之后都能走出不良情绪的阴影，重新振作起来，情绪低落的这段时期叫抑郁状态。

65. 不高兴就是患了抑郁症吗

答：不一定。抑郁症不等同于不高兴，人们经常将抑郁和抑郁症混淆。抑郁是情绪上的，可能情绪在一段时间里非常低落，但总能调节过来。抑郁症与一般的"不高兴"有着本质区别。抑郁症有明显的特征，它是一种心理障碍，与大脑中某些神经递质分泌失常有关，主要表现为兴趣缺失。打个比方，抑郁是我们能高兴但是不想高兴，而抑郁症是没有高兴的能力了。而诊断抑郁症一般要从 4 个方面来综合考虑：一是有没有抑郁症状，二是抑郁症状是否已经明显影响到生活、工作、学习（社会功能是否受损），三是抑郁症状持续的时间是否达到两周（病程是否达标），四是抑郁症状是否由其他疾病或药物引起（鉴别诊断）。如果符合第一、第二方面的情况，但持续时间不足两周，或者抑郁症状由其他疾病引起，随着其他疾病的好转，抑郁情绪也相应缓解，我们通常称为抑郁状态。如果第一、第二、第三方面的情况都符合，也能排除抑郁症状由其他疾病或药物引起，我们才考虑诊断抑郁症。

66. 不典型的抑郁症有哪些

答：

（1）微笑型抑郁症：这类患者虽内心十分痛苦，也有"活得太累""生不如死""度日如年"之类的感叹，但在家人和同事面前，却常表现为有说有笑。患者虽不一定认识到自己有心理障碍，但承认自己是强颜欢笑。患者若不述说自己的内心感受，旁人不可能想象得到其痛苦。这类患者多见于知识阶层。

（2）隐匿性抑郁症：也是一种不典型的抑郁症，主要表现为反复或持续出现各种躯体不适和自主神经症状，如头疼、头晕、心悸、胸闷、气短、四肢麻木、恶心、呕吐等。而患者的抑郁情绪则不明显，或者说，抑郁情绪往往被躯体症状所掩盖，故又称为"抑郁等位症"。一般躯体检查及辅助检查无阳性表现，易误诊为神经症或其他躯体疾病。

（3）阈下抑郁症：症状较隐匿，患者经常抱怨疲乏无力，对工作不满意，工作效率低下，失眠，注意力不能集中。其症状妨碍社会功能和生活质量，但达不到典型抑郁症的症状和严重程度标准。绝大多数患者就诊于内科，只有少数求助于精神科医生。因患者发病常有某种外因，医生往往认为其是受了外界刺激而延误诊断。病情严重者可出现自杀或家庭破裂。

（4）勤勉型抑郁症：典型的抑郁症患者通常做事提不起精神、不愿动、工作效率低，而有些患者却表现为"工作狂"，他们全身心地投入工作，最怕闲下来。

67. 什么是继发性抑郁症

答：在使用某种药物后，或在患器质性脑病、严重躯体疾病之后，以及在非情感性精神病的基础上发生的抑郁症，称为"继发性抑郁症"。具体分为药源性抑郁、躯体疾病性抑郁、精神病后抑郁和反应性抑郁几类。

68. 常见的继发性抑郁症有哪些

答：

（1）继发于躯体疾病：①癌症的病因不明，目前也没有能彻底治愈癌症的药物。因此，人们对癌症十分恐惧，大多数患者都心理压力很大，会伴发抑郁症。而持续的情绪低落一方面会导致患者缺乏战胜疾病的信心，另一方面会加重生理功能的紊乱，加速癌细胞的生长。②脑卒中后瘫痪的患者因生活不能自理、活动受限，也会伴发抑郁症，而抑郁情绪会延缓脑卒中的康复。③冠心病患者易伴发抑郁症，抑郁情绪也可以诱发心肌梗死，导致死亡率升高。④糖尿病。⑤慢性阻塞性肺部疾患。⑥初次分娩的妇女。⑦更年期妇女。⑧帕金森病。

（2）继发于精神疾病：最常见的是精神分裂症缓解期的抑郁。精神分裂症经治疗缓解后，发病期的精神失常表现使患者感到无脸见人，加之周围人的冷落、偏见，以及工作、生活中受到歧视，均可导致抑郁情绪的产生，甚至促使患者自杀。

（3）继发于精神刺激：又称"反应性抑郁症"。严重的精神刺激（如亲人的突然死亡、巨大自然灾害等）也可以诱发抑郁情绪，这种对精神刺激的反应性抑郁比日常生活中一般负性事件造成的不愉快体验程度更重、持续时间更长。

（4）继发于药物不良反应：又称"药源性抑郁"。可由患者服抗精神病药物引起，或由服用强效安定剂所致。一般来说，停药或换药后症状即可改善。此外，甲基多巴、普萘洛尔、口服避孕药、阿的平等也能引起药源性抑郁。

69. 什么是隐匿性抑郁症

答：隐匿性抑郁症是一种不典型的抑郁症，指的是这类抑郁症的抑郁症状"隐藏"了起来，常以躯体不适为主要表现，不易被人发现，在中老年人中比较常见。患者本人也不知道自己患了抑郁症，总以为自己的躯体疾病很重，而去不同专业的内科门诊寻求诊疗，但治疗效果都不明显，从而延误了抑郁症治疗的最佳时间。

隐匿性抑郁症的表现多种多样，突出的特点是躯体症状和自主神经症状掩盖了抑郁情绪。而且由于躯体症状十分明显，使得患者往往只注意到躯体症状而忽略了情绪问题，导致其在求治时只诉说躯体症状而不提及情绪症状。此类抑郁症具体表现为以下几点。

（1）内脏或自主神经系统症状最多见，如头晕、头痛、失眠、疲乏无力、胸闷心慌、食欲不振、腰背酸痛、恶心呕吐、大小便障碍及性欲减退等。

（2）常有疑病症状，患者多否认自己患有某种器质性疾病。患者反复进行多种检查，绝大多数无异常发现，个别患者的心电图可显示窦性心动过速或窦性心动过缓。

（3）症状可以突然出现，也可以长期存在。

隐匿性抑郁症一经确诊后，用抗抑郁剂治疗的效果立竿见影，患者不仅心情好转，身体的各种不舒服症状也随之好转。只有当使用抗抑郁药后病情改善，患者才相信自己得了抑郁症。

70. 儿童患抑郁症的原因

答：事实上，抑郁症不仅危害成人，也会波及儿童。但儿童抑郁症的患病率在性别上无明显差别，这一点与成人抑郁症有所不同。儿童抑郁症的发生与以下因素有关。

（1）性格要素：这是儿童患抑郁症的主要病因，如性格内向、文静、孤僻、多疑，不爱交际，不喜欢抛头露面，常常只留意事物的消极面或在遭受波折后容易堕入抑郁状态等。另外，儿童抑郁症也有急性发病的情况，患儿病前的个性多顽强、违拗，或有被动攻击型人格的特性，而慢性抑郁的儿童病前多表现出无能、被动、好纠缠、依赖和孤单等特性。

（2）精神刺激要素：一些儿童是由心理或精神要素导致抑郁症发作的，如儿童的父母死亡或离异，父母对其采取排挤或漠然置之的态度，早年曾有严重的不幸阅历，青春期又碰到精神创伤（失恋、身患疾病、人际关系不谐和、学习成绩不佳或其他负性生活事情等），均易诱发抑郁心情。

（3）家族遗传：这也是儿童患有抑郁症的重要病因，家族中有人患抑郁症将给儿童带来易感性。调查发现，约一半抑郁儿童的父母（至少其中一人）曾患抑郁症。

71. 儿童抑郁症有哪些表现

答：儿童抑郁症的主要症状与成人抑郁症的大多相同，具体分为以下几类。

（1）急性忧郁：发病前常有明显的精神诱因，如父母突然死亡、遭受意外灾害，或因病住院而离开父母等。这类儿童病前精神正常，发病时忧郁症状明显，如萎靡不振、不愉快、动作迟缓、声音低、食欲不振、乏力、失眠、做噩梦、日渐消瘦，或经常不明原因哭泣，常常独进独出，不与其他儿童交往，有时可流露出绝望感。

（2）慢性忧郁：这一类儿童过去常有与父母多次分离的经历，或有其他精神创伤的病史，但并无重大的、突发的诱因。这类儿童病前适应能力差，忧郁症状呈逐渐加重，表现为胆小、害怕差异、容易受惊、不愿学习、不愿与同学交往、自卑、学习成绩下降、睡眠少而浅。检查时可发现其行为退缩、表情淡漠，并有厌世观念和自杀企图等。

（3）隐匿性忧郁：这一类儿童的忧郁症状常相当隐匿，多表现为其他方面的问题，如不听话、多动、执拗、反抗、攻击、不守纪律、学习困难、冲动捣乱或其他不良行为，也可出现头痛、呕吐、腹痛、腹泻、厌食、过食、大小便失禁等身体问题。这类儿童多数抑郁症状不明显，但有的儿童可周期性地出现抑郁症状。一般来说，年龄越小，不典型症状越突出。

72. 哪些因素易导致老年抑郁症

答：

（1）生理因素：老年人的各种躯体疾病，如高血压病、冠心病、糖尿病及癌症等，都可能继发抑郁症。还有许多患慢性病的老人，由于长期服用某些药物，也易引发抑郁症。

（2）社会心理因素：老年抑郁症的出现与老年期的各种丧失有较大的关系，这些丧失包括工作的丧失、收入的减少、亲友的离世、人际交往的缺乏等。老年人退休后常出现心理上的不适应，生活节奏和经济收入的巨大落差会导致失落感，造成情绪低落。交往圈子变窄、人际互动减少、缺乏情感支持等也是导致老年抑郁的常见病因。亲友的离世，特别是配偶的去世，往往对老年人形成较大的精神创伤，容易诱发抑郁症。此外，周围老年朋友的逝世也会引起老年人对死亡的恐惧。

（3）人格因素：一般来说，素来性格比较开朗、直爽、热情的老人，其患病率较低；而性格过于内向，或平时过于好强的老人易患抑郁症。这些老年人在身体出现不适，或慢性病久治不愈时，会变得心情沉闷，或害怕身患绝症，或恐惧死亡，或担心成为家人累赘，从而形成一种强大而持续的精神压力，引发抑郁症。

73. 老年抑郁症的表现及特点

答：老年抑郁症的表现与青壮年时期抑郁症有所不同，存在以下特点。

（1）情感障碍：老年人的抑郁心境可以长期存在，但不如年轻患者典型。大部分患者有无精打采、兴趣下降、孤独感、悲观失望等表现，常用"没有精神""心里难受"等描述自己的抑郁体验。

（2）焦虑症状突出：患者坐立不安、紧张、担心、心慌、好纠缠，遇到别人就说自己不舒服。

（3）思维障碍：患者感到大脑迟钝，注意力集中困难，应答反应缓慢，思考问题困难，主动言语减少。部分患者常回忆不愉快的往事，痛苦的联想增多。还有些患者无端贬低自己，自我评价下降，并可出现厌世的情绪。

（4）认知功能减退：大部分患者记忆力下降，计算能力、理解和判断能力下降。

（5）意志和行为障碍：患者的积极性和主动性下降，依赖性增强，遇事犹豫不决。有些患者活动减少，回避社会交往，卧床时间增加。严重的患者可以出现日常生活不能自理，完全处于无欲的状态。最危险的病理意向活动是自杀企图和行动，老年患者一旦决定自杀往往比年轻患者更坚决，行为也更隐蔽，自杀成功率也就更高。导致自杀的危险因素主要是孤独、疑病等。

（6）躯体症状：老年抑郁症患者有情绪症状转化为躯体症状的特点。在抑郁情绪明朗前，一般有数个月的躯体不适，其中以消化道症状最为多见，如食欲减退、腹胀、便秘，或含糊的上腹部不适感。另外，乏力、头部不适、心悸、胸闷及找不出器质性病变的头痛、躯体痛也较为常见。不少患者常纠缠于某一个躯体症状，到处求医。有时，躯体症状掩盖了抑郁情绪，使得患者不愿承认自己的抑郁病情，拒绝到精神科就诊。

74. 产后抑郁有哪些危险因素

答：产后抑郁的危险因素主要有以下几方面。

（1）完美主义性格：由于完美主义的女性对产后当母亲的期望过高，以至于有不现实的期望，而且在遇到困难时不愿意寻求帮助，所以她们可能会无法适应新妈妈的角色。另外，如果丈夫很少一起照顾孩子，或者女性缺少丈夫在精神上的支持，产妇也会觉得有巨大的压力。

（2）怀孕期间严重的情绪波动：怀孕期间有过严重的情绪波动，如搬家、亲朋离世或战争等，会使孕妇更容易发生产后抑郁症。许多病例显示，大部分患病女性在怀孕时期已经出现产后抑郁的征兆，其中许多症状在产后的抑郁情绪中会继续加重。

（3）内分泌变化：在妊娠分娩的过程中，尤其是在产后24小时内，孕产妇体内的内分泌环境发生很大变化，而体内激素水平的急剧变化是产后抑郁症发生的生物学基础。研究发现，临产前胎盘中类固醇的释放达到最高值，患者表现为情绪愉快；分娩后胎盘分泌的类固醇突然减少时，患者表现抑郁。有经前紧张综合征病史的女性也易患产后抑郁症。

（4）遗传因素：有精神病家族史，特别是有抑郁症家族史的产妇，产后抑郁的发病率高，说明家族遗传可能影响到妇女对抑郁症的易感性。

（5）躯体疾病：有躯体疾病或残疾的产妇易发生产后抑郁，尤其感染和发热对产后抑郁的发生有一定影响。

（6）其他因素：分娩时有创伤经历，或出院较早、没有完全复原等因素，也可能导致产后抑郁。

75. 产后抑郁有哪些特点

答：

（1）情绪的改变：患者最突出的症状是持久的情绪低落，表现为表情阴郁、无精打采、困倦、易哭泣。患者常用"郁郁寡欢""凄凉""沉闷""空虚""孤独"之类的词来描述自己的心情。患者常感到心情压抑、沮丧，情感淡漠，表现为孤独、害羞、不愿见人，或伤心、流泪，甚至焦虑、恐惧，常因小事大发脾气，每到夜间症状加重。在很长一段时期内，患者多数时间的情绪是低落的，即使其间有过几天或 1～2 周的情绪好转，但很快又陷入抑郁情绪。尽管如此，患者的抑郁程度一般并不严重，情绪反应依然存在，几句幽默解嘲的话语就能使之破涕为笑，或者一场轻松的谈话也能使之心情暂时好转。患者本人也能够觉察到自己情绪上的不正常，但往往将之归咎于他人或环境。

（2）认知改变：患者对日常活动缺乏兴趣，对各种娱乐活动或令人愉快的事情体验不到愉快，常常自卑、自责、内疚。患者常感到脑子反应迟钝，思考问题困难，遇事总往坏处想，对生活失去信心，自暴自弃，自责自罪，自认为前途暗淡，甚至企图自杀。有的患者表现为对身边的人充满敌意和戒心，与家人、丈夫的关系不和谐。

（3）意志行为改变：患者意志活动减少，很难专心致志地工作，主动性降低。其具体表现为反应迟钝，注意力难以集中，工作效率和处理事物的能力下降。患者处处表现被动和过分依赖，不愿负责任。

（4）躯体症状：约 80% 的患者表现为厌食、睡眠障碍、易疲倦、性欲减退，还可能伴有一些躯体症状，如头晕、头痛、恶心、胃部灼烧、便秘、呼吸频率增加、心率加快、泌乳减少等，有时还可能陷于精神错乱或昏睡状态，严重者甚至产生绝望情绪，出现自杀或杀婴的倾向。这些躯体症状往往给人以主诉多而易变的感觉，其中一些躯体症状可以长期存在，但无明显加重或缓解，多随着抑郁情绪的解除而消失。

76. 抑郁症会导致不孕不育吗

答：有可能。对于女性，因为抑郁症影响其身体正常的新陈代谢，会在一定程度上造成女性内分泌紊乱，雌性激素的分泌异常会阻止卵子的正常运动，导致不孕不育。而这些妇女因为不孕，盼子心切，精神过度紧张和焦虑，可对下丘脑—垂体—卵巢轴产生影响，从而进一步抑制排卵。对于男性，抑郁症亦可影响其生殖功能。抑郁情绪之所以导致男性生育能力降低和性功能障碍，主要是因为患者在抑郁情绪下，机体的神经内分泌系统紊乱，睾丸功能受到影响，从而干扰了精子的生成。

77. 抑郁症会增加脑卒中发病的风险吗

答：会。心情抑郁会使人体的自主神经系统的功能发生变化，而人体的心率快慢和血管收缩正是由该系统控制的，故抑郁症会影响脑血管的正常收缩和舒张。同时，抑郁症可改变大脑的生化反应、内分泌和免疫过程，这对脑卒中的发病也有一定影响，严重抑郁病可显著增加脑卒中的可能性。患有抑郁症或其他类似精神疾病的患者更容易发生致死性卒中，而那些发生普通脑卒中的患者大多数没有抑郁症的迹象。抑郁症越严重、精神越紧张的患者，发生致死性卒中的危险越大。

78. 抑郁症会导致抵抗力下降吗

答：会。抑郁症主要通过以下几方面对抵抗力产生影响。

（1）抑郁和焦虑的情绪长期累积，当被压制到一定程度时，情绪便会出现反弹，使身体出现不适，甚至导致神经系统的损害。神经系统一旦不能正常运行，内分泌便会不协调，致使免疫力下降，人体就容易患胃病、心血管病等躯体疾病。

（2）抑郁症会导致不思饮食和消瘦，而全面、均衡、适量的营养才能保持高水平的免疫力。维生素A能促进糖蛋白的合成，细胞膜表面的蛋白主要是糖蛋白，免疫球蛋白也属于糖蛋白。维生素A摄入不足，会使呼吸道上皮细胞缺乏抵抗力，人就容易患病。维生素C缺乏时，白细胞内维生素C的含量减少，白细胞的战斗力就会减弱。此外，微量元素锌、硒及维生素 B_1、维生素 B_2 等都与人体非特异性免疫功能有关。因此，抑郁症造成的饮食中营养元素不足会导致抵抗力下降。

（3）抑郁症患者常常会出现失眠、易醒等睡眠障碍。睡眠是新陈代谢活动中重要的生理过程，睡眠不足不但会导致身体的消耗得不到补充，而且还会使激素合成不足，造成人体内环境失调。研究认为，睡眠除了可以消除疲劳，还与免疫力有密切关系。睡眠充足的人，其血液中的T淋巴细胞和B淋巴细胞均明显上升，这两种细胞是人体免疫力的主力军。长期熬夜会使神经内分泌系统的应激调控系统被激活，并使应激调控系统逐渐衰竭，进而发生调节紊乱，人就会出现失眠、健忘、易怒、焦虑不安等神经、精神症状。睡眠不足造成的过度劳累，会使身体的神经系统功能紊乱，引起体内其他器官和系统的失衡，如发生心律不齐、内分泌失调等，严重的还会导致全身呈应激状态，使患感染性疾病的风险提高。

79. 抑郁症会导致痴呆吗

答：不会。一般而言，抑郁症以情绪低落、兴趣缺乏以及乐趣丧失为核心症状，并伴有焦虑、自责自罪、精神病性症状等心理学症状群，以及睡眠障碍、食欲下降等躯体症状。它可以有认知障碍，但这种认知障碍是可逆的，会随着抑郁症状的改善而得到有效缓解，这种情况称为"假性痴呆"。而痴呆是智力和认知功能全面缓慢的衰退，是不可逆和进行性的。二者在临床上可从以下几方面进行鉴别：痴呆一般是无明显界限发病，症状长期存在，患者的情绪和行为波动起伏，在医生检查时常回答"忘了"；患者常掩盖缺陷，其认知损害程度相对稳定。假性痴呆则为急性起病，症状短期存在，情绪持续忧郁，对医生的提问常回答"不知道"；患者常夸大缺陷，其认知损害程度会波动。但最新的研究发现，在极难治的慢性抑郁中，患者也会因长期的抑郁发生大脑组织学改变（海马区脑细胞发生萎缩），进而发生痴呆，这种情况下的痴呆就是不可逆的。

80. 抑郁症与受教育程度有关吗

答：有关。受教育程度低的人比受教育程度高的人在年老时更易患抑郁症。一般而言，受教育程度高的人具有较好的经济来源和社会资源，更关心自身健康，特别是心理健康，重视自己的主观感受。当出现情绪问题时，他们会主动、及时地寻求专业帮助，这对抑郁症的治疗非常有益。而受教育程度低的人往往受家庭、职业、饮食习惯、锻炼和就医途径等影响，患抑郁症的危险更大，且因其不重视而危害更大。

81. 抑郁症会增加冠心病发病的危险吗

答：会。研究发现，抑郁症与心血管疾病关系密切。一方面，抑郁症可诱发和加重心血管疾病，对心血管疾病的预后有显著影响，可增加心血管疾病患者短期和长期的病死率；另一方面，心血管疾病可引起或加重抑郁症。而抑郁症之所以增加冠心病的发病风险，主要有以下几个原因。

（1）抑郁症患者的糖类代谢与正常人不同，使得他们更容易患糖尿病，而糖尿病是心脏病的高危因素。

（2）抑郁症患者血中胆固醇的水平比较高。

（3）抑郁症引起的激素水平变化可以导致脑部功能甚至结构的改变。

（4）抑郁症患者常做一些不利于心脏的行为，尤其是男性抑郁症患者，常采用吸烟、酗酒等方式排解情绪。

（5）抑郁症发作期间常有食欲减退、疲劳等症状，因而大部分患者活动减少、惯于久坐，这也容易导致心脏病。

（6）5-羟色胺由大脑合成，是能使人情绪快乐的神经介质，它不仅存在于大脑，也可以在全身循环，能减轻血小板的黏附性，使冠状动脉不易形成血栓而堵塞血管。但抑郁症患者由于5-羟色胺水平低下，5-羟色胺对心血管的保护作用也就减少了。

（7）抑郁症会使患者心率不稳定。理想的心率应能针对心脏的负担做出调整，如跑步时增快、慢走时减慢，而抑郁症患者的心率却无法做到相应调整。

（8）抑郁症会增加患者的C-反应蛋白，导致炎性反应，从而增加冠状动脉阻塞的危险。

82. 抑郁症与神经衰弱是一种病吗

答：不是。神经衰弱是一种神经官能症，主要表现为精神容易兴奋和脑力容易疲乏，有烦恼情绪，入睡困难。有的患者还表现为头痛、头晕、眼花、耳鸣、心悸、气短、阳痿、早泄或月经紊乱。

神经衰弱是一种轻度的精神疾病，其情绪障碍主要表现为烦恼、精神紧张、容易激怒。例如，患者会为学习、工作、生活、人际关系等现实生活事件而烦恼；担心挫折、失败、丢面子而持续紧张；因受到不公平待遇而自感委屈，内心压抑，变得易怒或歇斯底里。神经衰弱患者心里想事多，大多有上进心，不甘无所作为，但又往往难以集中精力去干好某件事情，只好抱怨自己有病。神经衰弱的另一特征是易失眠、难入睡。其症状早晨和上午轻，下午和晚上加重，与心情和兴趣有极大关系。而抑郁症是情感性精神病的一种，情绪抑郁是其最突出的症状，开始时患者无精打采、乏力、失眠，继而情绪低落、忧伤，对任何事情都失去兴趣，焦虑，悲观，消极厌世。抑郁症还有一个明显的症状是思维迟钝，患者无法胜任任何工作。有的抑郁症患者还会因为一些身体不适，如便秘、食欲减退、胸闷等，就怀疑自己得了不治之症；还有的抑郁症患者整天呆滞少动，甚至卧床不起，或者想自杀。抑郁症的症状是早晨和上午重，下午和晚上减轻，与神经衰弱相反。在临床上，一些抑郁症患者常被误诊为神经衰弱，这一点应引起注意。

83. 什么是焦虑症

答：焦虑症，又称焦虑性神经症，是神经症这一大类疾病中最常见的一种，以焦虑情绪体验为主要特征，可分为慢性焦虑（广泛性焦虑）和急性焦虑发作（惊恐发作、惊恐障碍）两种。

主要表现为无明确客观对象的紧张担心，坐立不安，伴有自主神经症状（心悸、手抖、出汗、尿频等）。焦虑症曾有心脏神经官能症、激惹心脏、神经循环衰弱、血管运动性神经症、自主神经功能紊乱等各种名称。焦虑症的预后在很大程度上与个体素质有关，如果处理得当，大多数患者能在半年内好转。一般来说，病程短、症状较轻、病前社会适应能力良好、病前个性缺陷不明显者预后较好，反之预后不佳。也有人认为，有晕厥、激越、现实解体、癔症样表现或自杀观念者，常预后不佳。

84. 出现焦虑的原因有哪些

答：焦虑的病因目前尚不明确，可能与遗传、个性特点、认知过程、不良生活事件、生化反应、躯体疾病等有关。

（1）躯体疾病或生物功能障碍虽然不是引起焦虑症的唯一原因，但在某些罕见的情况下，躯体因素可引发患者的焦虑症状，如甲状腺亢进、肾上腺肿瘤。

（2）认知过程或思维模式在焦虑的形成中起着极其重要的作用。研究发现，抑郁症患者比一般人更倾向于把模棱两可，甚至良性事件解释成危机的先兆，更倾向于认为坏事会落到他的头上，失败在等待他，低估自己对消极事件的控制能力。

（3）在有应激事件发生的情况下，更有可能出现焦虑症。焦虑是积极应激的本能，应激行为（包括应激准备）是焦虑症的主要原因。由于应激行为的强化在某些情况下会出现刺激 – 反应的错误联结，或程度控制不当，使应激准备过程中积累或调用的心理能量得不到有效释放，出现持续紧张、心慌等表现，影响到后续行为，而甲状腺素、去甲肾上腺素这些和紧张情绪有关的激素分泌紊乱（过量）又对以上过程有放大作用。

85. 焦虑症分哪些类型

答：

（1）慢性焦虑（广泛性焦虑）：①情绪症状：在没有明显诱因的情况下，患者经常出现与现实情境不符的过分担心、紧张害怕，且这种紧张害怕常常没有明确的对象和内容。患者感觉自己一直处于紧张不安、提心吊胆、恐惧、害怕、忧虑的内心体验中。②自主神经症状：头晕，胸闷，心慌，呼吸急促，口干，尿频，尿急，出汗，震颤等。③运动性不安：坐立不安，坐卧不宁，烦躁，很难静下心来。

（2）急性焦虑发作（惊恐发作、惊恐障碍）：①濒死感或失控感：在日常生活中，患者几乎跟正常人一样。而一旦发作（有的患者有特定触发情境，如封闭空间等），患者会突然出现极度恐惧的心理，体验到濒死感或失控感。②自主神经系统症状：如胸闷，心慌，呼吸困难，出汗，全身发抖等。③发作时间：症状一般持续几分钟到数小时，发作突然，发作时患者意识清楚。④极易误诊：发作时患者往往拨打急救电话，前往心内科急诊。尽管患者看上去症状很重，但相关检查结果大多正常，难以诊断明确。患者往往辗转于各大医院、各个科室，既耽误治疗，又造成医疗资源的浪费。

86. 广泛性焦虑症有哪些表现

答：

（1）精神焦虑：精神上的过度担心是焦虑症状的核心，表现为对未来可能发生的、难以预料的某种危险或不幸事件的经常担心。有的患者不能明确意识到他担心的对象或内容，而只是一种提心吊胆、惶恐不安的强烈内心体验，称为"自由浮动性焦虑"。有的患者担心的也许是现实生活中可能发生的事情，但其担心、焦虑和烦恼的程度与现实很不相称，称为"预期焦虑"。患者常有恐慌预感，终日心烦意乱，忧心忡忡，坐卧不宁，似有大祸临头之感。

（2）躯体焦虑：表现为运动不安及多种躯体症状。①运动不安：患者可表现为搓手顿足，不能静坐，不停地来回走动，无目的的小动作增多。有的患者表现为舌、唇、指肌的震颤或肢体震颤。②躯体症状：胸骨后的压缩感是焦虑症的一个常见表现，常伴有气短。肌肉紧张表现为主观上的一组或多组肌肉的紧张感，严重时有肌肉酸痛，多见于胸部、颈部及肩背部肌肉，紧张性头痛也很常见。自主神经功能紊乱表现为心动过速，皮肤潮红或苍白，口干，便秘或腹泻，出汗，尿意频繁等。有的患者可出现早泄、阳痿、月经紊乱等。

（3）觉醒度提高：表现为过分地警觉，对外界刺激敏感，易于出现惊跳反应；注意力难于集中，易受干扰；难以入睡，睡中易惊醒；情绪易激惹；感觉过敏，有的患者能体会到自身肌肉的跳动、血管的搏动、胃肠道的蠕动等。

（4）其他症状：广泛性焦虑障碍患者常合并疲劳、抑郁、强迫、恐惧、惊恐发作及人格解体等。

87. 惊恐障碍有哪些表现

答：惊恐障碍又称急性焦虑障碍，是指反复的、有时为不可预料的焦虑或惊恐发作，其发作突如其来，让人极端痛苦，持续几分钟或更久一些，不限于发生在特定的、可预料的情境中。其特点是发作的不可预测性和突然性，反应程度强烈，患者常体会到濒临灾难性结局的害怕和恐惧，而终止亦迅速。惊恐发作的典型表现是患者正在进行日常活动，如看书、进食、散步、开会或操持家务时，突然感到气短、头晕或轻度头痛，晕厥，震颤或颤动，有不真实感，口干，难以集中思想或讲话，视物模糊，胸闷胸痛，胸部压紧或疼痛感，或呼吸困难、喉头堵塞，好像透不过气来，即将窒息；或心悸，心脏剧跳，好像心脏要从口腔里跳出来；或手麻、足麻，出汗，潮热或寒战，迫切想逃脱，恶心，肌肉紧张，失去控制或发疯。同时，患者还会出现强烈的恐惧感，好像即将死去或即将失去理智。这种紧张心情使患者难以忍受，因而惊叫呼救。有的患者出现过度换气，其典型表现有头晕、非真实感、多汗、面部潮红或苍白、步态不稳、震颤、手脚麻木、胃肠道不适等自主神经过度兴奋症状及运动性不安。在惊恐发作中，患者一般竭力想逃避某种特殊功能的情境，以期望惊恐停止；或者寻求帮助，如拨打120以防崩溃、心脏病发作。患者发作时意识清晰，历时短暂，一般持续5～20分钟（10分钟内达到高峰）即可自行缓解，很少超过1小时；或以哈欠、排尿、入睡而结束发作，发作间期精神状态正常。发作后患者自觉一切如常，能回忆发作的经过，但不久可能突然再发。患者可能频繁发作，1个月达3次以上。

在发作过程中，患者会做出求助和回避行为。由于惊恐发作时有强烈的恐惧感，患者难以忍受，常要求给予紧急帮助。发作间歇期，60%的患者因担心发病得不到帮助，而主动回避一些活动，如不愿单独出门、不愿到人多的热闹场所、不愿乘车旅行等，或出门时要他人陪伴，即继发广场恐惧症。惊恐发作有时（并不总是）会导致对某些情境的广场恐惧样回避，在这种情境中患者感到躲避很困难或令人难堪，或感到不能立刻得到他人的帮助，分为惊恐障碍伴广场恐惧症和惊恐障碍不伴广场恐惧症两种类型。偶尔的惊恐发作（即惊恐发作的频度不足以做出惊恐障碍的诊断）也可出现在其他的精神障碍中，特别是在其他焦虑障碍中。大多数患者在反复出现惊恐发作之后的间歇期，常担心再次发病，因而紧张不安，并可出现一些自主神经活动亢进的症状，称为预期性焦虑。预期性焦虑可持续 1 个月以上，应注意与广泛性焦虑鉴别。

88. 焦虑症会发展为抑郁症吗

答：会。长期处于焦虑的状态下，会让某些心理素质差的人产生很强的挫败感。此外，身心疲惫时，人就会丧失竞争的勇气和做好事情的信心，从而产生莫名的烦恼、愤怒、抱怨和忧愁，易产生消极悲观情绪，不少人甚至产生过自杀的念头或实施自杀。同时，长期焦虑易引发饮食失调，表现为厌食、食欲不振、胃部不适、腹泻、恶心或呕吐等症状；此外还会出现烦躁不安、精神倦怠、失眠多梦等神经症状，以及心悸、胸闷、四肢乏力、腰酸腿痛和性功能障碍等其他症状。对于女性，还会导致月经不调、痛经、脸色灰暗、有暗斑等。长期出现焦虑症状会导致身体的阴阳失衡，人体的脏腑功能就会受损，出现失眠、抑郁等。

89. 焦虑症有哪些危害

答：

（1）可能遗传：研究发现，焦虑症和抑郁症在遗传、免疫、内分泌等方面既有联系又有不同，但二者都有遗传潜质。

（2）降低人的生活质量：焦虑障碍是一种长期的负面情绪障碍，可导致多种身体疾病，如冠心病、高血压、胃肠疾病，甚至癌症。这对人的身心健康、生活质量以及社会功能的发挥构成了严重的威胁。

（3）伴发躯体不适症状：连续头晕或暂时失去记忆，脉搏加速，颈痛，慢性或严重头痛，颈抖，慢性背痛，手掌冒汗，直肠出血，荨麻疹，无法承受的过度紧张情绪，失眠等。

（4）焦虑症和抑郁障碍共病：焦虑和抑郁是临床上常见的两组症状，但在临床实际工作中两者常同时存在。

（5）"传染"家人：亲朋好友长期生活在患者周围，患者的焦虑情绪极易"传染"给他们，特别是家里有小孩的患者。小孩一般对大人的情绪状态极度敏感，当他们感受到大人的焦虑情绪，极易产生不良的心理反应。而长期生活在焦虑气氛里的家庭里，不只严重不利于他们的心理成长，还容易引起身体上的疾病。

90. 抑郁症和焦虑症会同时发生吗

答：会。抑郁症以情绪低落、思维迟缓、意志活动减退和躯体症状为主；焦虑症以广泛、持久、反复发作的焦虑情绪为主要症状，常伴有自主神经紊乱，肌肉紧张和运动性不安。二者常伴随存在，需要仔细鉴别。

（1）二者病因相近，均与社会心理因素有关，都属于神经症，但二者的症状表现有差别。

（2）二者的发病基础相似，患者具有相似的人格特征，几乎都无器质性病变基础。

（3）抑郁症患者常伴有不同程度的焦虑表现，焦虑症患者同样也不乏内心抑郁表现。当患者同时存在两种症状表现时，即可诊断为焦虑－抑郁综合征。虽然两种疾病的治疗药物有一定的重合，但临床针对个体的病例时还是要分清主次，确定原发与继发的关系，合理用药以改善预后。

（4）两种疾病的患者都有不同程度的失眠、焦虑不安等问题，但抑郁症患者的程度较重，容易出现自杀的想法或行动。

抑郁症与焦虑症如果同时存在，既可以诊断为抑郁症，又可诊断为焦虑症，区别的关键是看这两种症状是否同时存在、同时消失。如果焦虑症状为主并为原发，虽有抑郁症状，仍应诊断为焦虑症；如果抑郁症状为主，占主导地位，虽有焦虑症状也不能改变抑郁症的诊断。

91. 抑郁症与焦虑症有什么不同

答：

（1）抑郁症或抑郁障碍是一种严格定义的医学障碍，医生使用诊断标准来识别患者。实际上，抑郁症是持续两周或更长时间的一系列症状，比悲伤的症状更多。抑郁症的基本特征如下：①感到持续悲伤、无价值和犯罪。②很难集中注意力、组织想法和记忆。③疲劳，对以前愉快的活动失去兴趣。④吃饭和睡觉的习惯发生变化（要么增加，要么减少，如不能入睡、常醒、白天嗜睡、没有食欲或过度进食，常伴体重减轻或增加）。⑤对性失去兴趣，想与所爱的人分开，想死或自杀。⑥持续性身体疾病，又找不到任何医学上的原因。

（2）焦虑症又称焦虑性神经症，是以广泛性焦虑症（慢性焦虑症）和发作性惊恐状态（急性焦虑症）为主要临床表现的疾病，常伴有头晕、胸闷、心悸、呼吸困难、口干、尿频、尿急、出汗、震颤和运动性不安等症。其焦虑并非由实际威胁所引起，或其紧张惊恐程度与现实情况很不相称。

92. 焦虑症与正常焦虑情绪有何区别

答：焦虑是人的一种本能情绪，每一个人都会有焦虑情绪。当我们处于心理压力下受到刺激时，都会出现焦虑情绪。正常的焦虑情绪在我们面对突发的事件时能够帮助我们，但是长期的焦虑情绪却会影响我们的心理健康，甚至发展为焦虑症。换句话说，正常的焦虑情绪是由对象、刺激源或者突发事件导致的。

焦虑症与正常焦虑情绪反应不同：第一，它是无缘无故的、没有明确对象和内容的焦急、紧张和恐惧；第二，它指向未来，似乎某些威胁即将来临，但是患者自己说不出究竟存在何种威胁或危险；第三，它的持续时间很长，如不进行积极有效的治疗，会持续几周、几月甚至数年，迁延难愈；第四，焦虑症除了呈现持续性或发作性惊恐状态外，同时伴多种躯体症状。简而言之，病理性焦虑是一种无根据的惊慌和紧张，心理上体验为泛化的、无固定目标的担心惊恐，生理上伴有警觉增高的躯体症状。

93. 抑郁、焦虑诊断有哪些量表

答：

（1）抑郁自评量表（self-Rating depression scale，SDS）：1965 年由 Zung 编制，为美国教育卫生福利部推荐的用于精神药理学研究的量表之一。因使用简便、能相当直观地反映患者抑郁的主观感受，该表目前已广泛应用于门诊患者的粗筛、情绪状态评定，以及调查、科研等。按照中国常模结果，SDS 总粗分的分界值为 41 分，标准分为 53 分。

（2）焦虑自评量表（self-rating anxiety scale，SAS）：1971 年由 Zung 编制。从结构、形式到具体评定方法，该表都与抑郁自评量表（SDS）十分相似，用于评定焦虑患者的主观感受。按照中国常模结果，总粗分的正常上限为 40 分，标准分为 50 分。

（3）汉密尔顿抑郁量表（hamilton depression scale，HAMD）：1960 年由 Hamilton 编制，是临床上评定抑郁状态时应用得最为普遍的量表。本量表有 17 项、21 项和 24 项 3 种版本，常用的是 17 项版本。

（4）汉密尔顿焦虑量表（hamilton anxiety scale，HAMA）：1959 年由 Hamilton 编制，是精神科临床中常用的量表之一，包括 14 个项目。

94. 汉密顿抑郁和焦虑量表的适用范围及存在的缺点

答：汉密顿抑郁量表（HAMD）适用于有抑郁症状的成年患者，可用于抑郁症、躁郁症、神经症等多种疾病的抑郁症状评定，尤其适用于抑郁症。汉密顿焦虑量表（HAMA）主要用于评

定神经症及其他患者的焦虑症状严重程度，但不大适宜于估计各种精神病患者的焦虑状态。

HAMA 与 HAMD 相比有些重复的项目，如抑郁心境、躯体性焦虑、胃肠道症状及失眠等，故对焦虑症与抑郁症不能很好地进行鉴别。

95. 如何用汉密顿抑郁量表进行评定

答：

（1）评定方法：一般采用交谈和观察的方式，由两名经过训练的评定员对被评定者进行 HAMD 联合检查，待检查结束后，两名评定员独立评分。

在评估心理或药物干预后抑郁症状的改善情况时，首先在入组时评定当时或入组前一周的情况，然后在干预 2～6 周后再次评定，比较抑郁症状严重程度和症状谱的变化。

（2）评定标准：HAMD 大部分项目采用 0～4 分的 5 级评分法：0 分为无，1 分为轻度，2 分为中度，3 分为重度，4 分为很重。少数项目评分为 0～2 分的 3 级评分法：0 分为无，1 分为轻中度，2 分为重度。

总分能较好地反映病情的严重程度，即症状越轻，总分越低；症状越重，总分越高。按照 Dayris JM 的划分，对于 24 项版本，总分超过 35 分可能为严重抑郁；超过 20 分，可能是轻或中度的抑郁；如小于 8 分，则没有抑郁症状。在 17 项版本中则分别为 24 分、17 分和 7 分。

96. 抑郁焦虑自评量表的优点及适用范围

答：抑郁焦虑自评量表是一种相当简便的分析主观焦虑感觉的临床工具，能较准确地反映有焦虑倾向的精神病患者的主观感受，已成为咨询门诊中一种了解焦虑症状效度高、方法简便、易于分析、可取的评定手段。抑郁自评量表较简短，一般10分钟内就可完成，无须任何仪器设备，方法简单。该表由20个问题组成，每个问题代表抑郁症的一个症状特点，所有问题结合起来可以反映抑郁症的综合情况，包括心情、躯体不适症状、精神运动、行为症状及其他心理方面的症状等，而且能够判断抑郁的轻重（不同程度），以及是否患有抑郁症。因为其可判定抑郁焦虑的程度，故不仅能够用于辅助诊断，还可观察用药后的疗效，比如患者是否好转、好转的程度、是否恢复正常。

97. 更年期综合征是抑郁焦虑吗

答：不是。更年期综合征又称围绝经期综合征，指妇女绝经前后出现由性激素波动或减少所致，以自主神经系统功能紊乱为主，伴有神经心理症状的一组症候群。更年期综合征出现的根本原因是生理性、病理性或手术引起的卵巢功能衰竭。临床中大家所熟知的潮热、出汗等血管舒缩功能不稳定的表现，是更年期综合征最突出的症状。除此以外，月经周期改变是更年期出现最早的临床症状。更年期综合征的患者伴随有焦虑性神经症状，但却只是更年期综合征神经心理症状的主要表现之一。

抑郁焦虑主要与脑内 5- 羟色胺和去甲肾上腺素两种神经递质的功能不良有关。抑郁症是以情绪低落、持续性疲乏、精力不足和内在动力缺乏为核心症状的情感障碍综合征。焦虑症是以无明确客观对象的紧张担心、坐立不安及自主神经症状（心悸、手抖、出汗、潮热等）为主要症状的情感障碍综合征。两种疾病包含的范围有所区别，症状表现有一定程度的重叠。处在更年期的患者，身体和心理都发生着剧烈变化，为了缓解这种压力事件带来的精神紧张，患者会表现出一系列跟之前心理行为模式不同的防御行为，如爱唠叨、情绪易激惹等，来增强自己的存在感并提高安全感。

98. 躯体形式障碍是抑郁焦虑吗

答：不是。躯体形式障碍是一种以持久地担心或相信各种躯体症状的优势观念为特征的神经症。患者往往因躯体不适反复就诊于综合医院的各个科室，但相关的阴性医学检查结果和医生的解释均不能打消其疑虑。即使有时患者确实存在某种躯体障碍，但其严重程度并不足以解释患者的痛苦与焦虑。对于患者来说，即使症状与应激性生活事件或心理冲突密切相关，他们也拒绝探讨心理病因的可能。躯体形式障碍与焦虑症和抑郁症患者的共有症状较多，如躯体化、焦虑、睡眠障碍、抑郁、强迫、敌对、人际关系敏感等，提示这些疾病患者存在共同的心理健康问题。躯体形式障碍患者除躯体不适、睡眠障碍外，还有焦虑、抑郁等多种负面情绪。

（1）与焦虑症的不同：①躯体形式障碍患者的躯体化症状重于焦虑症患者，而焦虑症患者的焦虑、恐怖症状重于躯体形式障碍患者。②躯体形式障碍患者易有敌对情绪，而焦虑症患者易有恐怖情绪。即躯体形式障碍患者的焦虑情绪是继发的，主要是对自身疾病的担心及由躯体不适所带来的烦恼，焦虑可随着躯体症状的改善而缓解；且由于患者是以持久地担心或相信各种躯体症状的优势观念为特征，故对医生的否认及他人的漠视容易产生敌意。而广泛性焦虑障碍是在没有任何刺激情况下的一种莫名其妙的担心，对疾病的担心只是许多担心之一，不是患者唯一的痛苦，主要表现为反复的惊恐发作或持续的、无明确对象和固定内容的恐惧。

（2）与抑郁症的不同：①躯体形式障碍患者以躯体化症状最为突出，虽有抑郁情绪，但抑郁评分相对较低，与抑郁症患者有显著差异。②睡眠障碍在这两类疾病中均较为常见，但抑郁症患者的睡眠障碍更为严重，且抑郁症患者的睡眠障碍以早醒为主。③抑郁症患者在人际关系敏感、精神病性方面比躯体形式障碍患者表现得更明显。躯体形式障碍患者神经质倾向明显，即常常焦虑、紧张、担忧、易怒、好抱偏见、情绪过分不稳定，对各种刺激的反应过于强烈，存在担心或相信各种躯体症状的优势观念；抑郁症患者精神质倾向明显，即倾向于孤独，不关心他人，难以适应外部环境，缺乏同情心，感觉迟钝，与他人不能友好相处，对人抱有敌意，固执，倔强，喜欢寻衅，具有攻击性，且不顾危险。

99. 恐惧症与焦虑症是同一个概念吗

答：焦虑症和恐惧症都以焦虑为核心症状，但它们有所不同。

恐惧症是以恐怖症状为主要临床表现的一种神经症。患者对某些特定的对象或处境产生强烈且不必要的恐惧情绪，而且伴有明显的焦虑及自主神经症状，并主动采取回避的方式来解除这种不安。患者明知这种恐惧情绪不合理、不必要，但却无法控制，以致影响其正常活动。恐惧症患者恐惧的对象可以是单一的或多种的，如动物、广场、密闭室、登高或社交活动等。恐惧症的主要症状是社交场合下，患者几乎不可控制地被诱发即刻的焦虑发作，具体表现为患者害怕在有人的场合或被人注意的场合出现，伴有表情尴尬、发抖、脸红、出汗、行为笨拙或手足无措等症状。赤面恐怖是较常见的一种，患者只要在公共场合就害羞脸红、局促不安、尴尬、笨拙、迟钝，怕成为人们耻笑的对象。恐惧症伴有的焦虑多是境遇性的、针对性的、发作性的，随着回避恐惧对象或处境，焦虑可减轻或消失。

而焦虑症是以焦虑情绪体验为主要特征，其主要表现为无明确客观对象的紧张担心，坐立不安，还有自主神经症状（心悸、手抖、出汗、尿频等）。焦虑症患者的焦虑是持续存在的，并非针对某一具体的处境或对象。

100. 恶劣心境障碍与抑郁症有什么不同

答：恶劣心境障碍是指一种持久的心境低落为主的轻度抑郁，患者从不出现躁狂，常伴有焦虑、躯体不适和睡眠障碍，患者有求治要求，无明显运动性抑郁或精神病性症状，生活不受到严重影响。

抑郁症与恶劣心境障碍主要区别如下。

（1）病因不同：前者以内因为主，家族遗传史较为明显；后者发病以心因为主，有一定的性格基础，一般由精神因素诱发，家族遗传不明显。

（2）病程存在差异：前者多有自限性，即不经治疗亦有缓解的可能，但呈发作性、间歇性；恶劣心境障碍的病程很长，至少两年以上，往往没有发作间歇，即便有亦时间较短。

（3）有无精神病性症状：抑郁症可伴有精神病性症状，如幻觉妄想等；后者则始终无精神病性症状。

（4）生物性症状：抑郁症的精神运动性迟缓症状明显，有明显的生物学特征性症状，如食欲减退、体重下降、性欲降低、早醒及晨重夜轻的生物节律改变；后者的精神运动性抑制不明显，即上述诸症均不明显。

（5）病前性格不同：抑郁症病前可为循环性格或不一定；后者病前有抑郁性格，如多愁善感、郁郁寡欢、较内向等。

（6）社会功能受损差异：抑郁症患者的自知力相对受损严重，其社会功能受损明显，严重者不会主动求治；而后者有主动治疗欲望，自知力充分，社会功能受损不明显，生活能力不受严重影响。

101. 什么是双相障碍

答：双相障碍属于心境障碍的一种类型，指既有躁狂发作又有抑郁发作的一类疾病。研究发现，躁狂发作前往往有轻微和短暂的抑郁发作，故多数学者认为躁狂发作就是双相障碍，只有抑郁发作的才是单相障碍。美国精神病学会（APA）制定的《精神疾病的诊断和统计手册》（DSM-IV）中将双相障碍分为两个亚型，双相Ⅰ型指有躁狂或混合发作及重性抑郁发作，双相Ⅱ型指有轻度躁狂及重度抑郁发作，无躁狂发作。值得注意的是，双相抑郁未引起临床医生足够重视，有报道称37%的双相抑郁患者被误诊为单相抑郁，长期使用抗抑郁药治疗，从而诱发躁狂快速循环发作，使发作频率增加。

102. 双相障碍的临床表现有哪些

答：按照发作特点，双相障碍的临床表现可以分为抑郁发作、躁狂发作和混合发作。

（1）抑郁发作：情绪低落，兴趣缺乏，精力下降。

（2）躁狂发作：①心境高涨：自我感觉良好，整天兴高采烈，常引得周围人欢笑。有的患者情绪不稳，或临床表现以愤怒、易激惹、敌意为特征，甚至出现破坏及攻击行为，但很快转怒为喜或马上赔礼道歉。②思维奔逸：反应敏捷，思潮汹涌，有很多计划和目标，言语跟不上思维的速度，口若悬河，经常转换谈话主题，或自命不凡，盛气凌人。③活动增多：精力旺盛，兴趣广泛，动作迅速，爱管闲事；但往往虎头蛇尾，随心所欲，不计后果，常挥霍无度，为了吸引眼球过度修饰自己，举止轻浮。④躯体症状：面色红润，双眼有神，心率加快，瞳孔扩大；睡眠减少，入睡困难，早醒；食欲亢进，暴饮暴食，或因过于忙碌而进食不规律；性欲亢进，性生活无节制。⑤其他症状：注意力不能持续集中；发作极严重时，患者可有短暂、片段的幻听，行为紊乱而毫无目的，伴有冲动行为；也可出现意识障碍，有错觉、幻觉及思维不连贯等症状，称为谵妄性躁狂。多数患者在疾病早期即丧失自知力。⑥轻躁狂发作：临床表现较轻者称为轻躁狂发作。患者可存在持续至少数天的心境高涨，注意力不集中，轻度挥霍，社交增多，性欲增强，睡眠减少，有时表现为易激惹、自负自傲、行为较莽撞，但不伴有幻觉、妄想等精神病性症状。患者的社会功能有轻度影响或无影响，一般人常不易觉察。

（3）混合发作：指躁狂症状和抑郁症状在一次发作中同时出现，临床上较为少见，通常是在躁狂与抑郁快速转相时发生。例如，一个躁狂发作的患者突然转为抑郁，几小时后再度躁狂，使人得到"混合"的印象。但这种混合状态一般持续时间较短，多数较快转入躁狂相或抑郁相。混合发作时，躁狂症状和抑郁症状均不典型，容易误诊为心境障碍或精神分裂症。

103. 双相抑郁与单相抑郁有什么不同

答：双相抑郁与单相抑郁的临床症状及生物学异常难以区分，双相抑郁因表现不典型往往被忽视。两者的差异主要表现在以下两方面。

（1）人口学特征：①性别：单相抑郁中，女性患病率几乎是男性的两倍，但在双相抑郁患者中性别差异不明显。②年龄：双相抑郁患者的平均发病年龄为 30 岁，单相抑郁为 40 岁，前者明显早于后者，尤其 25 岁以前起病的首发抑郁是双相抑郁的重要预测因素。③家族史：家系调查和双生子研究已经证实，双相障碍（尤其是双相Ⅰ型）患者的家系传递与遗传因素的关系更密切。

（2）抑郁发作的特征：①病程特点：与单相抑郁相比，双相抑郁起病较急、病程较短、发作较频繁。②症状特征：双相抑郁区别于单相抑郁的症状特征包括情绪的不稳定性、易激惹、精神运动性激越、思维竞赛 / 拥挤、睡眠增加、肥胖 / 体重增加、注意力不集中、更多的自杀观念和共病焦虑及物质滥用（烟草、酒精、毒品等）。

104. 抑郁焦虑为什么会反复发作

答：

（1）治疗单一：多数抑郁症患者都是靠服用抗抑郁类的西药来维持病情稳定，但西药不可能彻底治愈疾病，复发也就在所难免。此外，西药的一些不良反应让患者难以忍受而停止服用，导致病情立即复发。

（2）方法不当：部分患者看到了西医的局限，摒弃西药而选择中医来治疗，或者什么药物都不服用，想用自我调节走出抑郁症泥潭。这两种方法都是不正确的，容易引起复发的出现。自我调节对抑郁症起不到任何的治疗作用，患者一定要记住这一点。

（3）不遵医嘱：医生根据具体的病情会制定相应的康复方案，但是一些患者不完全遵照医生的安排来治疗，私自增减药物剂量或发现有好转就立即停止服用，或病情稳定后不再巩固治疗，这样一来难逃病情复发。

105. 抑郁焦虑能治愈吗

答：不一定。抑郁症和焦虑症的病因很复杂，主要有遗传、性格、社会心理、生理生化的异常等因素。其不易治愈且容易复发的主要原因是没有去除心理因素，药物只控制了疾病的某些症状，当遇到社会心理因素的刺激时则可能复发。因此，抑郁症和焦虑症都具有复发的倾向，都需要一段时间的维持治疗，维持治疗的时间长短视病情而定。

所谓的治愈一般指临床治愈，即症状消失或缓解到很轻的程度。如果治愈后一段时间没有复发称为康复。能否治愈需要看病情程度及治疗进展，轻度的抑郁焦虑可以治愈，严重的抑郁焦虑则需要长期的药物控制并配合心理治疗。如果坚持治疗，并且生活环境有利于病情的话，严重的焦虑抑郁也是有治愈可能的。民间所谓"彻底治愈"或"断根"的说法是不科学的，也是不可能的。因为令患者发病的病因，如遗传、人格等因素往往还在。

106. 抑郁焦虑为什么多伴有失眠

答：长期生活的打击、工作与学习的压力、未遂的意愿等，会使人产生心理和生理反应，如焦虑、烦躁不安或情绪低落、心情不愉快等抑郁焦虑症状，导致神经系统功能异常、自主神经功能紊乱，造成大脑的功能障碍、注意力不集中、思维能力下降，从而导致失眠。

失眠与心理因素也有关。心理因素可引起失眠，失眠同样也能影响人的心理。失眠对心理的影响程度取决于患者的心理状态和对失眠的认识态度，如有人虽患有严重失眠，但精神状态正常，不影响白天的工作生活；有人则会因偶尔的失眠变得精神萎靡，无精打采。此外，失眠会直接影响次日的心情，导致情绪低落，长此以往就会陷入抑郁状态。而抑郁症最早、最突出的表现就是睡眠障碍，其中以失眠为主，如入睡困难、早醒、中间醒等。早醒后，患者再次入睡困难，情绪更加抑郁，进而出现恶性循环。

107. 脑梗死、帕金森病患者为什么易患抑郁症

答：

（1）帕金森病患者抑郁的原因主要有两点。

①心因性抑郁：主要与患者本身的人格素质有关。帕金森病患者会因为对疾病担心、焦虑而发生抑郁、苦闷、沮丧，多数患者经过医生和家人的疏导后，这种压抑的情绪短暂出现且很快消失，还不能归于疾病范畴。只有部分疾病晚期的患者会出现持久的抑郁，有强烈的自卑感，甚至有轻生的念头。

②躯体性抑郁：主要与患者大脑内单胺类生物化学物质，如多巴胺、5- 羟色胺、去甲肾上腺素的改变有关。帕金森病本身导致多巴胺细胞进行性减少，脑内多巴胺递质的缺乏就会导致抑郁的发生。有研究发现，帕金森病患者大脑内 5- 羟色胺的含量明显下降，而 5- 羟色胺也与情绪调节有关。目前认为，躯体性原因可能是帕金森病患者抑郁的主要原因。

（2）脑梗死患者抑郁的主要原因：在脑梗死患者中，有半数出现过抑郁焦虑、常常叹气、情绪持续低落、不爱搭理别人、反应比较迟钝等心理问题，但患者或患者家属没有意识到。尤其是原先事业及生活较顺利的患者，脑梗后一时之间无法接受事实，心情比较焦急，加之功能康复较为困难，患者会越来越失望。加上脑梗死本身对神经系统的影响，患者慢慢出现做事无兴趣，情绪低落，失眠逐渐加重，并存在消极厌世情绪，有自杀倾向。

108. 离异、丧偶者为什么易患抑郁症

答：离异、丧偶是抑郁症的显著诱因，配偶突然分手或离世，会使患者的心理遭受打击，感到孤独。患者会长时间情绪低落，有疲乏感，感觉心情压抑，寡言少语或以泪洗面。除情绪低落之外，患者感觉什么事都做不好，进而产生无用、失望或绝望感，觉得一切都很糟糕，无法从生活中及活动中获得乐趣。长此以往，患者逐渐出现胸闷心慌、头晕头痛等症状，严重者会有自杀想法和发生自杀行为。

二、治疗篇

（一）中医治疗

扫码听书

109. 中医治疗郁病的原则是什么

答：理气解郁、怡情易性是治疗郁病的基本原则。实证理气开郁，并根据患者是否兼有血瘀、火郁、湿滞、食积等，而分别采用化瘀、降火、化湿、消食等法；虚证根据患者具体辨证而补之，如养心安神、补益心脾等；若虚实夹杂，则补虚泻实，兼而治之。

110. 中医如何治疗肝气郁结型郁病

答：治法是疏肝解郁、理气畅中，适宜使用柴胡疏肝散。柴胡疏肝散由四逆散（柴胡、枳实、甘草、芍药）加川芎、香附、陈皮而成。方中柴胡、香附、枳实、陈皮疏肝解郁，理气畅中；川芎、芍药、甘草活血定痛，柔肝缓急。胁肋胀痛较甚者，可加郁金、青皮、佛手疏肝理气；若肝气乘脾见腹胀腹泻，可加苍术、茯苓、厚朴、乌药健脾化湿，理气止痛；若见嗳气频作、脘闷不舒则为肝气犯胃、胃失和降，可加旋覆花、赭石、紫苏梗、法半夏等平肝和胃降逆；若兼有食滞腹胀者，可加神曲、鸡内金、麦芽消食化滞；肝郁血瘀则加当归、丹参、郁金、桃仁、红花等。

111. 中医如何治疗气郁化火型郁病

答：治法是疏肝解郁、清肝泻火，适宜使用丹栀逍遥散。丹栀逍遥散由逍遥散（柴胡、当归、茯苓、白芍、白术、甘草、薄荷、生姜）加牡丹皮、栀子而成。方中逍遥散疏肝健脾，牡丹皮、栀子清肝泻火。若出现热势较甚、口苦便秘，可加龙胆、大黄泄热通腑；若肝火犯胃，出现胁肋疼痛、口苦、嘈杂吞酸、嗳气呕吐，可加黄连、吴茱萸清热泻火，降逆止呕；若见头痛、目赤为肝火上炎，可加菊花、钩藤、刺蒺藜清热平肝；若舌红、少苔、脉细数为伤阴，去当归、白术、生姜温燥之品，加麦冬、生地黄、淮山等滋养阴液。

112. 中医如何治疗血行郁滞型郁病

答：治法是理气解郁、活血化瘀，适宜使用血府逐瘀汤。血府逐瘀汤由四逆散（枳实改为枳壳）合桃红四物汤（桃仁、红花、当归、生地黄、川芎、赤芍）加桔梗、柴胡。方中四逆散疏肝理气，桃红四物汤活血化瘀，再配伍桔梗、柴胡理气活血，调和升降。

113. 中医如何治疗痰气郁结型郁病

答：治法是行气开郁、化痰散结，最佳方药是半夏厚朴汤（半夏、厚朴、茯苓、生姜、紫苏叶）。方中厚朴、紫苏叶理气宽胸，开郁畅中；半夏、茯苓、生姜化痰散结，和胃降逆。气郁甚者，可合逍遥散加香附、佛手等增强理气开郁之力；若痰郁化热而见呕恶、口苦、苔黄而腻，则去生姜，加竹茹、黄芩、贝母或用温胆汤以清热化痰；兼有瘀血者，可加丹参、茜草等活血化瘀。

114. 中医如何治疗心阴亏虚型郁病

答：治法是滋阴养血、补心安神，适宜方药为天王补心丹（地黄、天冬、麦冬、玄参、人参、茯苓、当归、柏子仁、酸枣仁、远志、丹参、五味子）。方中地黄、天冬、麦冬、玄参滋补心阴；人参、茯苓、当归益气养血；柏子仁、酸枣仁、远志、丹参、五味子养心安神。若心肾不交，遗精较频，合交泰丸（黄连、肉桂）或加莲须、芡实、金樱子等以补肾涩精。

115. 中医如何治疗心脾两虚型郁病

答：治法是健脾养心、补益气血，方用归脾汤（党参、白术、甘草、黄芪、当归、龙眼肉、酸枣仁、远志、茯苓、木香）。方中党参、白术、甘草、黄芪、当归、龙眼肉益气健脾；酸枣仁、远志、茯苓养心安神；木香理气醒脾。若心胸郁闷，情志不舒，加郁金、佛手、合欢花理气开郁；头痛加川芎、白芷活血祛风止痛。

116. 中医如何治疗肝肾阴虚型郁病

答：治法是滋养阴精、补益肝肾，适宜方药为滋水清肝饮。滋水清肝饮由六味地黄丸合丹栀逍遥散加减而成，其中六味地黄丸滋阴补肾、壮水制火，丹栀逍遥散去白术，疏肝解郁、清热泻火。腰酸遗精、乏力者，可加龟甲、知母、杜仲、牡蛎等益肾固精；月经不调者，可加香附、泽兰、益母草理气开郁，活血调经；若虚火较甚，症见低热，可加银柴胡、麦冬、地骨皮等以清虚热；若兼肢体麻木、筋惕肉瞤者，加木瓜、草决明、全蝎等柔润息风；易出汗者，可加太子参、党参、百合以益气敛汗。

117. 中医如何治疗心神惑乱型郁病

答：治法是甘润缓急、养心安神，适宜方药为甘麦大枣汤。本方中甘草甘润缓急，小麦补益心气，大枣益脾养血。血虚生风见手足蠕动或抽搐，加当归、生地黄、珍珠母、钩藤等养血息风；躁扰、失眠者，加酸枣仁、柏子仁、茯神等增强药力，开郁安神；若出现口干咽燥、五心烦热、舌红、脉细数等心阴不足、心火旺盛之状，可加朱砂安神丸。

118. 治疗抑郁症可以同时服用中西药吗

答：无论什么程度的抑郁症，联合中医治疗都可以大大改善抑郁情绪，缓解各种伴随症状，减轻西药的不良反应。对于抑郁症状发展较快或程度较严重的抑郁症，必须足量、足疗程地给予中西医结合抗抑郁治疗，在治疗时要注意中西医结合，取长补短。待症状趋于稳定后，可将中药汤剂改为丸药或胶囊，以调理身体，改善残留症状。比如，出现胃肠不适，可加入砂仁、陈皮、麦芽等理气健胃药。

119. 如何中西医结合治疗抑郁症

答：抑郁症的治疗方法有很多，比如各种抗抑郁西药、物理疗法、中医治疗等。对于抑郁症患者来说，具体的治疗方法需要视患者的病情而定，有的患者采用药物治疗效果好，也有的患者适宜采用中西医结合疗法。治疗抑郁症的西药主要改善情绪低落、悲观消极症状，患者用药后可以情绪振奋、精力好转；中医治疗通过解郁镇静、疏肝理气、平肝潜阳或滋补肝肾，改善患者大脑功能，从而达到治疗抑郁症的目的。

120. 逍遥颗粒和加味逍遥丸如何鉴别用药

答：抑郁症属于中医学"郁病"的范畴，治疗时应调和肝脾，以逍遥散为主加减施治。逍遥颗粒和加味逍遥丸均能疏肝解郁、理气健脾，可用于郁病轻症的患者，能改善患者情绪低落、胁肋疼痛、月经不调等症状。逍遥颗粒组方中以柴胡为君药，薄荷辅助柴胡疏肝解郁、调畅气机，适宜治疗郁病的肝气郁结之证。方中当归、白芍养血柔肝，白术、茯苓、炙甘草培土补脾，有气血兼顾、肝脾并治、通畅气机、宁心安神之功，从而达到治疗郁病的目的。加味逍遥散是在逍遥散的基础上，加牡丹皮以泻血中之伏火，加栀子以泻三焦之火、导热下行。全方疏肝健脾、和血调经，兼有凉肝的作用，适宜治疗肝脾血虚、生热化火，症见烦躁易怒、自汗盗汗、月经不调、少腹作痛等。一般在患者肝郁血虚、热象不显时，用逍遥颗粒，肝郁化火或血虚生热则用加味逍遥散。

121. 百乐眠胶囊对郁病有何作用

答：百乐眠胶囊由百合、刺五加、首乌藤、合欢花、珍珠、石膏、茯苓、酸枣仁、麦冬等15味药组成，主要功效为滋阴清热、养心安神。它可用于肝郁阴虚的失眠，症见入睡困难、多梦易醒、醒后不眠、头晕乏力、烦躁易怒等。方中百合、刺五加为君药，滋阴清热，清心安神，益气健脾，补肾安神；首乌藤、酸枣仁、茯苓养心肝之血，健脾安神，对阴血亏虚、虚烦失眠有益；合欢花益心脾，解肝郁，治疗肝郁胸闷、忧而易怒、健忘失眠之症；珍珠母重镇安神，平抑肝阳；石膏清泄内热，除烦安神；远志助心气，解心郁，交通心肾，益智安神，并能祛痰浊，主治痰浊阻碍心窍所致的精神错乱、健忘恍惚等。以上诸药共为臣药，辅助君药以增强宁心安神作用。玄参、地黄、麦冬、五味子为佐药，滋阴养血除烦躁，补肾养心。灯心草、丹参为使药，清心安神。本药常用量为1次4粒，1日2次，14日为一个疗程。服用期间忌烟、酒及辛辣、油腻食物，保持情绪乐观，切忌生气恼怒。

122. 乌灵胶囊对郁病有何作用

答：乌灵胶囊含谷氨酸、赖氨酸等19种氨基酸及多糖、锌、铁等，具有补肾填精、养心安神之功，可用于心肾不交之失眠、健忘、神疲乏力、少气懒言、头晕耳鸣、脉细（或沉）无力。乌灵胶囊用于治疗抑郁症、焦虑症疗效明显，且不良反应少。对于血瘀型抑郁症和脑卒中后抑郁，与氟西汀联用效果更佳。本药作用温和，连用7天方效果明显，故不满一个疗程切忌中断用药。用法用量为口服，1次3粒，1日3次。脾胃虚寒者慎用，孕妇禁用。

123. 治疗抑郁症有哪些常用中成药

答：中成药因疗效确切、不良反应少，成为治疗轻中度抑郁症的常用药物种类。中成药对于改善抑郁情绪、治疗抑郁症的边缘症状、减少西药的不良反应，发挥着不可替代的作用。治疗抑郁症的中成药主要分为安神类、理气类、补虚类和消导类。

（1）安神类：枣仁安神颗粒、参芪五味子片、百乐眠胶囊、心神宁片、天王补心丸、朱砂安神丸等。主治心神不宁、失眠、心悸、胸闷、头晕、健忘、神疲乏力等症。

（2）理气类：逍遥颗粒、加味逍遥丸、沉香舒气丸等，适用于肝胃不和之胃脘不适或疼痛。

（3）补虚类：六味地黄丸、稳心颗粒、振源胶囊、养血清脑颗粒、八珍颗粒等。当患者出现情绪低落、体虚自汗、乏力、头晕目眩等症状时使用。

（4）活血类：血府逐瘀口服液等。当患者兼有情绪不稳、头痛、胸痛等症状，可以加服此类中成药。

（5）消导类：越鞠保和丸等。适用于胸闷、食积、脘痞的患者。

124. 单纯中医治疗抑郁症能根治吗

答：需要具体情况具体分析。中医治疗对一些早期的轻度抑郁患者有效果，但纯中医治疗对中重度患者存在一定难度。抑郁症之所以会出现，目前研究认为主要是由于神经通路，特别是脑内主管情绪的区域和结构中，5-羟色胺或去甲肾上腺素减少。一般的抗抑郁药通过阻断 5-羟色胺特定受体，或抑制 5-羟色胺和去甲肾上腺素在突触前膜再摄取，使神经细胞突触间隙的 5- 羟色胺和去甲肾上腺素浓度增加，从而发挥抗抑郁的药理作用。而中药里对 5- 羟色胺和去甲肾上腺素再摄取有抑制功能的有效成分不多，提高 5- 羟色胺和去甲肾上腺素浓度的效果有限，故目前单纯的中医治疗根治抑郁症有一定难度，需要配合抗抑郁药治疗。希望在以后的临床工作中，从事中医专业的医务人员能找出更好的治疗办法。

125. 哪些中药对抑郁焦虑有效

答：目前，经研究证实具有抗抑郁作用的中药有白果、贯叶连翘、缬草、柴胡、郁金、合欢花、巴戟天、石菖蒲、半夏、厚朴、刺五加等。

（1）贯叶连翘：具有疏肝解郁、清热利湿、消肿止痛的功效，主治情志不畅、气滞郁闷、关节肿痛等。

（2）合欢花：有疏肝解郁、宁心安神的功效，可以使心志欢悦、安和。合欢花尤长于解郁安神，多用于情志不遂、郁郁寡欢所致心神不宁、虚烦失眠等。可单用，也可与柏子仁、首乌藤、郁金合用来疏肝解郁。

（3）柴胡：能够和解表里、升阳举陷，可用来治疗肝郁气滞、胸胁疼痛、月经不调。柴胡善条达肝气、疏肝解郁、调经止痛，可与行气活血止痛的药物合用，常出现在治疗抑郁症的逍遥散、丹栀逍遥散等方剂里。

（4）石菖蒲：具有开窍宁神、化湿和胃、豁痰、益智等功效，常用于痰湿秽浊、邪蒙清窍所致的神志昏乱，或湿浊蒙蔽之头晕、嗜睡、健忘、耳鸣等。石菖蒲的煎剂具有镇静功效，能促进消化，抑制胃肠内的异常发酵。

（5）巴戟天：具有补肝肾、强筋骨、益精血、祛风湿的功效，多治疗男子肾阳精血不足之阳痿不育，以及女子宫冷不孕、月经不调，或肝肾不足之腰膝疼痛等虚损病证。

126. 中医有哪些治疗郁病的方法

答：历代医家在治疗情志病时，强调"欲治其疾，先医其心"。情志之病总以调神怡情、调畅心理为要。中医学除了很早就提倡保持心态平衡外，还以阴阳、五行等传统文化为基础，创造了许多心理治疗的方法，包括情志相胜法、移情易性法、言语开导法等，都可用于辅助治疗抑郁症。

（1）情志相胜法：按照五行相克、情志相胜的理论，有意识地采取一种情志活动，去战胜某种不良刺激而引起的情志疾病，以此来改善抑郁情绪。具体包括思胜恐、恐胜喜、喜胜悲、悲胜怒、怒胜思。此疗法虽简单，但较难把握其时机和尺度。

（2）言语开导法：指正确运用"言语"工具对患者进行诱导，讲解病情，分析病因病机，从而打消患者的思想顾虑，提高患者的依从性，利于抑郁治疗。

（3）移情易性法：指分散患者对疾病的注意力，或改变患者的环境，让患者不再接触不良刺激因素，使患者从内心忧虑等情绪中解放出来，称之为"移情"。而通过交谈等活动来改变患者不良情绪或不健康的习惯、思想，则被称为"易性"。此方法可根据患者不同的病情、性格、环境等，采取不同的形式，灵活性大。

（4）顺情从欲法：指通过患者周围的人对患者行为的理解、支持，使患者得到肯定，满足患者内心需求，借此达到治愈疾病的目的。

（5）怡情养神法：通过培养兴趣来陶冶性情，达到调神养神的作用。具体方法包括音乐疗法、书法、画画等。

127. 中药治疗抑郁症有何不良反应

答：抑郁症起病隐匿，病程较长，病情容易反复，而且患者依从性差，尤其是对药物的不良反应往往忧心忡忡。因此，在治疗时应该让患者正确认识服药后可能出现的不良反应。虽然中药基本都是纯天然的，但是药物都具备自己特有的"偏性"，尤其在大量服用或长期服用后表现明显，如果使用不当可能对人体造成损害。如抗抑郁中药里重镇安神的药物大多为金石类、贝壳类，含有大量的矿物成分，若入丸、散不易消化，易伤脾胃，长期或大量使用会出现恶心、腹痛腹泻等胃肠不适，严重者可能会造成慢性胃炎、便血等疾病。而养心安神类的中药不可单独使用于郁而化热、内热明显者，否则会助长内热实火之证，加重抑郁症状。疏肝理气不合理时也会耗气伤阴，患者会出现短气胸闷、倦怠乏力等症状。

128. 如何避免中药治疗引起的不良反应

答：辨证论治、合理用药是保证中药用药安全、有效防治抑郁症的基本原则。抑郁症患者应在中医师或中药师的指导下，合理使用中药，切勿轻信非专业人士。一般而言，矿石类安神药不宜长期服用，使用时间需参考病情、体质、胃肠功能和使用后患者反应情况而定。此类药中可适当加入养胃健脾之品，如神曲、炒麦芽等，以保护胃气，促进消化吸收。养心安神药中可加一些清心、理气、健脾之品，如陈皮、茯苓、淡竹叶等，使补而不"上火"。疏肝理气药多辛温香燥，易耗气伤阴，可适当加西洋参、太子参、山药、麦冬等。

129. 郁病患者不寐如何治疗

答：不寐症状的出现往往因情志不悦、精神过劳或惊吓而诱发，但无不从肝而起，再波及其他脏腑，甚至出现多脏腑功能紊乱，导致临床多症状出现，其根本还是归责于肝。故有五脏皆有不寐之说，治疗应以治肝为本，兼顾调理其他四脏。

130. 郁病合并肝病不寐如何辨证论治

答：

（1）肝亢不寐：多为单纯性失眠症，主要由精神心理因素引起。表现为连续两周以上不能自然恢复正常睡眠，如入睡困难或早醒，或睡眠间断，多梦，甚则通宵难眠等，属肝阳偏亢的一种表现。可从肝论治，基本方即桑叶、菊花、天麻、钩藤、柴胡、龙骨、郁金、焦山栀、白芍、丹参、合欢皮等加减应用；或单用落花安神合剂口服，一般轻、中度失眠症可获良效。如属重度单纯性失眠症，可采用上述桑叶、菊花、天麻、钩藤等基本方，再配合应用落花安神合剂口服，可增强疗效，相得益彰。

（2）肝郁不寐：多由患者得肝病期间精神紧张、情志不畅、多思多虑引起，尤多见于急性肝炎或慢性肝炎活动期，有肝功能异常、谷丙转氨酶增高、胆红素升高者。当以清肝或疏肝利胆，或养肝健脾、活血安神为法治之。常用柴胡、牡蛎、龙骨、天麻、钩藤、郁金、石菖蒲、赤芍、白芍、丹参、合欢皮为基本方酌情加减。清肝利胆可选垂盆草、白花蛇舌草、蒲公英、焦山栀、茵陈等。疏肝和胃可选旋覆花、代赭石、延胡索、川楝子、紫苏梗、预知子、青皮、陈皮等。养肝健脾可选制首乌、山茱萸、枸杞子、女贞子、黄芪、党参、白术、茯苓等。

131. 郁病合并脾虚不寐如何辨证论治

答：患者主要由于脾胃虚弱，患慢性结肠炎或肠易激综合征，反复不愈，加之精神过劳或情志不悦，而同时合并严重失眠，临床表现以慢性腹泻为特征，1日2～3次，或四五次不等，便时有腹痛或无腹痛，大便稀薄或呈不消化状，无脓血。病情时好时差，反复发作不愈，大便化验正常，直肠镜检查示慢性结肠炎。失眠症状表现为夜卧不安，多梦易醒或早醒，醒后不能再入睡，一夜睡2～3小时，甚则通宵难寐。此按脾虚不寐论治，常用从肝论治基本方加川黄连、木香、肉豆蔻、党参、白术、茯苓、甘草。如郁热较重者，则改用红藤、紫花地丁、北秦皮、焦山楂等。属虚寒者，则用干姜、厚朴等。

132. 郁病合并胃病不寐如何辨证论治

答：患者主要是患胃病，如慢性胃炎、胃溃疡、十二指肠球炎或胃下垂等，常因情志不悦或精神紧张、过劳而引起失眠，以致胃病复发，又加重失眠，互相影响而成病。临床上表现为严重失眠，精神抑郁或焦虑，同时胃脘胀闷不适，或胀痛，或嘈杂、泛酸，或嗳气频作，常用平肝或疏肝和胃之剂。脘胀不适以从肝论治基本方加党参、苍术、白术、枳壳或预知子；嗳气频作者，加旋覆花、代赭石、紫苏梗、佛手等；胃嘈杂或泛酸者，加煅瓦楂子、海螵蛸等。苔黄腻者，加蒲公英、白花蛇舌草、川黄连等；脘痛者，加川楝子、延胡索、台乌药、制香附之类；大便溏薄者，加木香、焦山楂；纳呆者加生麦芽。

133. 郁病合并肾虚不寐如何辨证论治

答：患者主要由于肾气不足，肾气亏虚，三焦气化失司，膀胱通调水道不利，而致尿频、尿急或尿不禁，再加情志不悦而诱发严重失眠、心烦不安等。多见于40岁以上妇女。临床主要表现为尿频、尿急不爽，甚则失禁。患者夜尿3～4次，多则7～8次，白天亦多尿，常不敢外出，小便色淡黄，尿常规正常，腰酸乏力，或足跟痛，睡不安寐，间断多醒，一夜睡2～3小时。常合并心烦不安、情绪抑郁等症状。本病证采用平肝解郁补肾安神法，从肝论治。

134. 郁病合并肺病不寐如何辨证论治

答：多见于春秋二季。患者素禀肝木偏旺之体，因屡次感冒以后，均未能及时调治和休息；或因情志不悦、精神过劳，而致肝阳上亢；或肝郁化火，木旺侮金，肺失肃降，耗伤肺阴，致呛咳无痰，夜卧难寐。临床表现主要为呛咳阵作，入夜为甚，重则胸闷胀痛，心烦不安，急躁易怒，口干咽燥，大便偏干或便秘，数日一行，常彻夜难寐，或仅睡2～3小时。听诊心肺无特殊，肺部透视正常。证属肝郁化火，耗伤肺阴。以从肝论治基本方加金银花、连翘、焦山栀、麦冬、北沙参、生地黄、知母等。合并胸闷胀痛加旋覆花、代赭石、延胡索、川楝子之类，呛咳甚加炙百部、款冬花、桑白皮等，虚热甚加地骨皮。

135. 郁病合并心病不寐如何辨证论治

答：冠心病、心肌炎、心动过速或频发早搏患者常合并严重失眠，主要由心血瘀阻或心气不足引起。患者常有冠心病、心肌炎或心律不齐病史，多因感冒或情志不悦、精神过劳而发病，合并严重失眠，一夜睡 2～3 小时，甚则通宵不眠，白天胸闷心悸或隐痛不适，心烦不安，急躁易怒，口干苦，苔黄少津，舌质暗红，脉细弦或数，有结代。辨证多属肝郁瘀阻，心气不足。治以平肝或疏肝解郁、益气活血安神，以从肝论治基本方加减，即淮小麦、甘草、苦参、黄芪、党参、麦冬、五味子、葛根、川芎、桃仁、红花、远志、灯心草等。

136. 针灸治疗抑郁焦虑有效吗

答：在我国，针灸治疗精神疾病的历史悠久，《黄帝内经》中就已有记载。自 20 世纪 50 年代以来，电针灸治疗抑郁症经过几十年的研究，取得了可靠疗效，显效率达 75.2%。有人采用电针百会、印堂治疗抑郁症，并与阿米替林进行对照研究，结果两组疗效近似；对于焦虑、躯体化证候群与认知障碍证候群，电针组较阿米替林组疗效为好，不良反应少。

137. 针灸如何治疗郁病

答：治法：调神理气，疏肝解郁。以督脉及手、足厥阴经和手少阴经穴位为主。主穴：水沟、百会、内关、神门、太冲。配穴：肝气郁结加期门、膻中；气郁化火加行间、侠溪；痰气郁结加丰隆、廉泉；心神惑乱加通里、心俞；心脾两虚加心俞、脾俞；肝肾亏虚加肝俞、肾俞；咽部异物梗塞感明显者加天突、照海；癔症性失聪者加听宫、耳门；癔症性失明者加四白、光明；癔症性失语者加廉泉、通里；癔症性瘫痪者，上肢加曲池、合谷，下肢加阳陵泉、隐白；癔症性意识障碍加中冲、涌泉。操作：水沟用雀啄泻法；神门用平补平泻法；百会、内关、太冲用泻法。配穴按虚补实泻法操作。

其他相关治疗：耳针选神门、心、交感、肝、脾，用毫针刺或揿针埋藏。穴位注射法用丹参注射液注入风池或内关，每穴每次 0.3 ~ 0.5mL，每日 1 次。

方义：脑为元神之府，督脉入络脑，水沟、百会可调理脑神。心藏神，神门为心经原穴，内关为心包经络穴，二穴可调理心神而安神定志，内关又可宽胸理气，太冲疏肝解郁。

138. 穴位贴敷法对郁病有用吗

答：有用。贴敷疗法广泛流传于民间，其效果尚可，操作简单，尤适合儿童、老人等畏药忌针者。穴位给药的利用度比一般的给药方式要高，并且患者依从性高。腧穴对药物有敏感性和放大效应，药物通过对皮肤的刺激引起皮肤和患部的血管扩张，促进局部和全身的血液流通，增强新陈代谢，提高免疫能力；同时，药物进入组织可起到相应的作用，达到解郁的效果。穴位的选取可以参考针灸的方案。

139. 如何用拔罐法治疗郁病

答：拔罐能辅助治疗抑郁症，改善抑郁情绪及边缘症状。其常用手法包括留罐法、闪罐法、走罐法等。其中走罐是一种良性刺激性整体疗法，可以使局部毛细血管充血甚至破裂，表皮瘀血，随即产生一种类组胺的物质，随体液周游全身，刺激各种器官并增强其活动功能。同时，走罐法具有和按摩疗法相似的效应，走罐的机械刺激可通过皮肤感受器和血管感受器传导到中枢神经系统，有双向调节的作用，缓慢且轻的手法具有镇静作用，相反急速而重的手法有兴奋作用，调节中枢神经，使镇静与兴奋作用相互保持平衡。因此，拔罐适合抑郁症患者。

走罐法治疗抑郁症取穴以腰背部督脉及两侧足太阳膀胱经的腧穴为主。

140. 如何运用拔罐法治疗心脾两虚型郁病

答：

（1）方法一

①选穴：肝俞、心俞、脾俞、内关、神门。

②定位。

肝俞：在背部，当第9胸椎棘突下，旁开1.5寸。即由平双肩胛骨下角之椎骨（第7胸椎），往下推两个椎骨（第9胸椎），其棘突下缘旁开约两横指（食、中指）处为取穴部位。

心俞：在背部，当第5胸椎棘突下，旁开1.5寸。即由平双肩胛骨下角之椎骨（第7胸椎），往上推两个椎骨（第5胸椎），其棘突下缘旁开约两横指（食、中指）处为取穴部位。

脾俞：在背部，当第11胸椎棘突下，旁开1.5寸。即由肚脐中相对应处（第2腰椎）往上摸3个椎体（第11胸椎），其棘突下缘旁开约两横指（食、中指）处为取穴部位。

内关：在前臂掌侧，当曲泽与大陵的连线上，腕横纹上2

寸，掌长肌肌腱与桡侧腕屈肌肌腱之间。

神门：在腕部，腕掌侧横纹尺侧端，尺侧腕屈肌肌腱的桡侧凹陷处。即仰掌，豌豆骨（手掌小鱼际肌近腕部有一突起圆骨）的桡侧，掌后第一横纹上，尺侧腕屈肌肌腱的桡侧缘。

③拔罐方法：单纯拔罐法，留罐 10 分钟，每日 1 次，5 次为一个疗程。

（2）方法二

①选穴：足三里、三阴交、神门。

②定位。

神门：见前文。

足三里：在小腿前外侧，当犊鼻下 3 寸，距胫骨前缘一横指（中指）。即站位，用同侧手张开虎口围住髌骨上外缘，余四指向下，中指尖处为取穴部位。

三阴交：在小腿内侧，当足内踝尖上 3 寸，胫骨内侧缘后方。即以手四指并拢，小指下边缘紧靠内踝尖上，食指上缘所在水平线在胫骨后缘的交点，为取穴部位。

③拔罐方法：单纯拔罐法，留罐 10 分钟，每日 1 次，5 次为一疗程。

141. 如何运用拔罐法治疗肝气郁结型郁病

答：

（1）方法一

①选穴：肝俞、内关、神门、太冲。

②定位。

肝俞：见前文。

内关：见前文。

神门：见前文。

太冲：在足背侧，当第1跖骨间隙的后方凹陷处。即由第1、第2趾间缝纹向足背上推，至其两骨联合缘凹陷中（缝纹头上约两横指处），为取穴部位。

③拔罐方法：神门、内关、肝俞采取单纯拔罐法，留罐10分钟。太冲穴点刺出血，以微微出血为度。每日1次，5次为一个疗程。

（2）方法二

①选穴：肝俞、胆俞、内关、阳陵泉。

②定位。

肝俞：见前文。

胆俞：在背部，当第10胸椎棘突下，旁开1.5寸。即由平双肩胛骨下角之椎骨（第7胸椎），往下推3个椎骨（第10胸椎），其棘突下缘旁开约两横指（食、中指）处为取穴部位。

内关：见前文。

阳陵泉：在小腿外侧，当腓骨头前下方凹陷处。即坐位，屈膝呈90°，膝关节外下方，腓骨小头前缘与下缘交叉处的凹陷，为取穴部位。

③拔罐方法：单纯拔罐法。每日1次，每次留罐10分钟，5次为一个疗程。

142. 如何运用拔罐法治疗肝肾阴虚型郁病

答：

（1）选穴：肝俞、肾俞、内关、神门。

（2）定位

肝俞：见前文。

肾俞：在腰部，当第2腰椎棘突下，旁开1.5寸。即与肚脐中相对应处即为第2腰椎，其棘突下缘旁开约两横指（食、中指）处为取穴部位。

内关：见前文。

神门：见前文。

（3）拔罐方法：单纯拔罐法，留罐10分钟，每日1次，5次为一个疗程。

143. 郁病可选用哪些古代气功疗法

答：古代文献中有关治疗郁病的气功功法较多，择其要者摘录如下。

（1）《遵生八笺·四时调摄笺》："（立秋七月节坐功图）运主太阴四气。时配足少阳胆相火……汗出振寒。"又云："（治万病坐功诀）端身正坐，伸展腰部，举左手仰掌，掌心向上，右手与左手同，除两臂和背痛，并能治疗气结积聚之病。"

按语：立秋七月节坐功是作用于足少阳胆经的功法，结合形体锻炼和叩齿吐纳咽液，在每日特定的时辰练习，有助于调节对应脏腑的气化功能。治万病坐功为导引，主要是运动身体，类似于有特定目的的健身操。

（2）《杂病源流犀烛·五气滞涩》："《保生秘要》论五气滞涩篇……端由炼气炼形入手，以至变化生神。而《素问》首卷，亦曰恬淡无为，敛神内守，实以静功调养真气。"

按语：此法特别强调收心求静，由炼气炼形入手，在静功中通过真气运行，使大脑得到充足的修养，身体日渐强壮，面色日渐红润，精神面貌亦焕然一新。

（3）《诸病源候论·结气候》："端坐，伸腰，举左手，仰其掌，却右臂，覆右手。以鼻纳气，自极七息。息间，稍顿右手。除两臂背痛、结气。"又云："端坐生腰，举左手仰掌，以右手承右肋。以鼻内气，自极，七息。"又云："两手拓肘头，柱席，努肚上极势，待大闷始下，来去上下五七。去脊背体内疼，骨节急强，肚肠宿气。行忌太饱，不得用肚编也。"

按语：此功法为调身、调息的习练方法，特别指出大深的呼吸 7 次，能畅通经络，调畅气滞的部位。习练时禁过饱过饥。

此外，《寿人经》中的"理肝木诀"、《易筋经》中的"神仙起居法"、《古仙导引按摩法》中的"头面五官按摩法"、《逍遥子导引诀》中的"逍遥子掩耳法"等功法，均可选用治疗抑郁症。

144. 如何运用六字诀、峨眉派气功小练形和《寿人经》的"理脾土决、理肝木诀"治疗郁病

答：

（1）基本功法

第一步功：育丹——双手抱丹田。

口诀：育丹虎口夹脐眼，重在呼气守丹田。

内气充盈丹田暖，任脉督脉通自然。

预备姿势：松静站立，两脚平开，约与肩宽，头微上顶，两臂下垂，掌心向内，放于体侧，舌顶上腭，口目微闭，调整呼吸。宁神定志，即可行功。

双手抱丹田：复掌丹田，虎口夹脐，男左掌在下，右掌在

上。女右掌在下，左掌在上（丹田即气海穴内，在肚脐下1.5寸处）。

意念呼吸：口呼鼻吸或鼻呼鼻吸均可，初学采用自然式呼吸为佳，逐步过渡到逆式呼吸。自然吸气时不用意，任其自然，腹微鼓。呼气时以意引气，舌抵下颚，将气沿任脉送到丹田，腹微内收，用意不用力，呼气时默念"嘘"字；逆式吸气不用意，任其自然，腹微内收。呼气时以意引气，舌抵下颚，将气沿任脉送到丹田，腹微外鼓，用意不用力，呼气时默念"嘘"字，两种呼吸法均要求"呼吸绵绵，鼓瘪微微"。

默念"嘘"字时，上下嘴唇微合，横绷微紧，舌向前伸而内抽，舌的两边微卷起，牙齿横着用力。初学时呼声如风，谓之风呼吸。口型练熟，能调内气时，则风声休止，呼吸勿令耳闻。

要求及效应：每日早、中、晚练功均可，每次练10～60分钟；初练宜短，逐步延长；早晚宜长，中午宜短。初练时会出现一些轻微的反应，如腰背酸困、呼吸短促、丹田沉重等，几天后便可消失。练功10天左右便可感到丹田有气感，如热流注入、气流下沉、汩汩作响、会阴跳动、皮肤发痒、小腹充实等。此步功需练1～3个月方能内气充盈，气从丹田循督脉上聚头顶面部。沿任脉而下，回归丹回。此步功是本功法的筑基功，能炼精化气，为治疗疾病准备丰富的药物，所以又叫调药。

第二步功：行功——健脾疏肝行气血。

口诀：健脾疏肝尊仲景，双手抱球方吸气，

左足先行趾触地，肝之为病先实脾，

吸气隐白升舌本，又踏右足趾触地，

双手变掌行按摩，呼气大敦口念嘘。

预备姿势：同前。

练育丹至丹田有气感，接练第二步功。

左足向前轻迈半步，拇趾内侧触地。足跟上提，膝关节微曲，人体重心放于右足，右膝微曲，头随步出，微向左侧，手随步出，微向左侧，双手伸向左前方，手腕十指自然微曲形如抱球状，身亦微向左侧。吸气，舌顶上颚，气自左脚拇趾内侧隐白穴，沿内侧赤白肉际，上行过内踝之前缘，沿小腿内侧正中线上行，在内踝上八寸处，沿大腿内侧缘，经腹至腹哀穴处入腹，络脾胃，从胃直上，过横隔，注入心中，上输于肺，经咽喉，上舌本，散舌下。此时，双手提至与唇相平，谓之健脾势。接着呼气，舌顶下颚，双手变掌，右掌在下，左掌在上，排列于右上胸部，欲触未触形状如按摩，从右上胸部次第掠下。同时，左足跟落地，右足再起，迈出半步，拇趾内侧着地，足跟上提，膝关节微曲，头身随出步微转右侧，略向前倾，呼气默念"嘘"字。意念气声从舌降于任脉，沿喉咙，胁肋至膈入肝，夹胃，折向外胁肋至小腹，绕阴器，沿股内侧过膝，至内踝前缘下足背，经中封穴、太冲穴至足拇趾外侧上大敦穴，谓之疏肝势。肝之病毒换气由大敦穴排出。呼气完毕，右足着地，左足再起。如此反复，周而复始。

要求及效应：要求练习 1～2 个月，功成后能内气自然运行于肝脏，运行于手掌，练功 5～10 分钟后，两手心有热气胀感，内外气摧于肝，肝体有微波逐浪之舒服感。但亦有先肝区疼痛的反应，适应后反应消失转为舒服感。练此功要求心情舒畅，姿势圆滑，动作逍遥，自然优美。实践证明，只要掌握了正确的方法，练够了时间，不管有无气感，均有不同程度的疗效，如食欲增加、精神好转等。

第三步功：柔肝——双拳柔肝观期门。

口诀：双拳柔肝观期门，活血化瘀能软肝，

双拳叠贴肝区部，快率振颤行按摩，

观想期门默念嘘，呼吸精气行吐故，

绵绵出入静忘身，百日之功肝病除。

预备姿势：同前。

先按要求练第一步功至丹田有气感，第二部功练十八口呼吸。

双拳握法：双手握拳，拇指压于拳心，左拳贴于肝区，右拳重贴其上。

双拳震颤法：以腕带拳动，微弱振颤，频率快、次数多，每分钟 200 ~ 300 次。

观想期门法：肝病实证者（肝郁气滞、血瘀阻络等），吸气观思青色之气（青如秋空之青天或竹青色）自体外经期门源源进入肝脏；呼气观想翠绿色从肝脏经期门源源直出体外。肝病虚者（症见久病体弱、耳鸣目眩、爪甲枯、舌红少苔，如肝肾阴虚、肝脾两虚等），吸气如实证，青色从体外经期门源源进入肝脏；呼气时观想地苍之色（地之苍黑，枯暗如尘）从肝脏经期门源源直出体外。

练功时间：同第一步功。

要求及效应：先练育丹，行功，再习柔肝，练习时间 1 ~ 3 个月。要求达到高度入静，甚至入静忘身。肝区有投石于水中的微波逐浪之感，十分舒服。但亦有部分患者初练肝区有痛感，很短时间便可消失。有患者用按摩器代替双拳震颤，据称效果亦好。但只适应于肝郁气滞型、瘀血络阻型和"肝痹"等。

收功式：全套功法可单练、选练、连练。每练完一步功均恢复成预备姿势。练完功后均要做收功式。

恢复成预备式需下鹊桥（放下舌尖），睁开眼睛；头缓缓上仰下点3次，颈缓缓向左向右转动3次；双手自然向左向右甩动6次，两手甩至与胸平，头、身、目自然随手的甩动向左、向右转动，姿势圆滑，轻松自然；双手掌分别轻按两乳部，双手指尖相对，由上而下擦向小腹部，将上焦、中焦的余气引归丹田，以防止流弊。此按摩引气动作反复36次即可收功。

（2）注意事项：①全功连练时间安排：育丹练至丹田气感充盈，一般需要10～30分钟；行功练10～30分钟；柔肝练10～30分钟；收功法。②坚信本功法治疗郁病的良好效果，打破精神枷锁，放下思想包袱，心情舒畅，逍遥自在。③练功时间：一天十二时辰均可练习，如果有条件，可在早晨4～6点、晚上10～12点练功，中午亦可练。④练功治病期间，要忌房事，充分休息，忌食酒及其制品、辛辣食物、冰凉冷饮；饮食要营养丰富，保证适量的优质蛋白、糖分及维生素。多食蔬菜、豆类、蜂蜜，少食油腻食物。⑤练功环境要安静卫生，空气新鲜，避风雨雾露、冰霜寒冷；室外、室内均可练习。⑥本功法还可采用坐式、卧式。

145. 如何运用《易筋经》中的神仙起居法治疗郁病

答：神仙起居法原文："行住坐卧处，手摩肋与肚。心腹痛快时，双手肠下踞（即驻）。踞之彻旁腰，背拳摩肾部。才觉力倦来，即使家人助。行之不厌频，昼夜无穷数。岁久积功成，渐入神仙路。"

神仙起居法锻炼法：此术主要是在睡前和起床前运用，故名"起居法"。因此术长期习练可使人身体健康，延年益寿，故以神仙之名誉之。

（1）息静神逸，站桩，端坐或自然散盘都可以，以舒适为度。

（2）双手按摩两肋，左手摩脾区，右手摩肝区，在肋骨尽处用大拇指左右来回按摩至微有热感为止。

（3）双手食指、中指、无名指和小指自下而上推磨腹部，从阴阜前起至前胸中部（胸骨下两肋中间）止。然后，双手大拇指由胸骨下起至阴阜前止，自上而下推磨腹部。由上而下再由上而下为一次，共推磨 36 次。

（4）手掌下移至腹部，以神阙穴为中心，由内向外顺时针旋转 36 圈，然后再由外向内逆时针旋转 36 圈。

（5）等到心腹畅快时，手掌变为握空拳，用拳眼上下摩擦后腰两肾处（命门两旁），至皮肤发热发烫、人疲倦。也可以请家人帮助继续按摩，至家人也疲倦为止。

（6）双手回到下腹部，交叉于下丹田，静养 15 分钟，吸气 3 口即可收功。每日早晚各 1 次。

此法最主要的是按摩肾部，熟练后可不限次数，但初练时还是由轻至重逐渐增加次数为宜。初练时上下按摩肾部，至发热两臂发麻为度，一般 60 次左右即可。肾在命门两旁，命门为调节全身平衡的轴心，为上下体管辖之枢纽，按摩两肾能加强命门功能。中医学认为，周身元气出于肾，肾水足则气自旺；周身元气养于胃，胃得其气，则气自壮。久练此法可加强胃肠功能，使身体能吸收更多营养，同时有通便功能，月余可改善便秘。

久摩两肾，可固本盈精，使肾壮精足，气旺神清，身体壮健，精力充沛，对肾虚病证、郁病大有改善，如能坚持锻炼定享天年。

146. 如何运用《古仙导引按摩法》中的头面五官按摩法治疗郁病

答：易患郁病从中医的观点来说是由于身体处于气机逆乱、阴阳失衡的状态。头面按摩时配合穴位具有疏通经络、调畅气机、调节阴阳、醒脑提神、镇静安眠、开郁解忧、降压止痛、疗眩息晕、润肤养颜的功效，临床应用于治疗焦虑症、抑郁症、失眠、头痛、内耳眩晕症。

头面按摩只需端坐按摩以下部位。

（1）天门开穴法：两拇指指腹紧贴于印堂穴，双手余指固定头部两侧。双手拇指先自印堂穴垂直向上推移，经神庭穴推至上星穴，然后两拇指呈左下、右上，左上、右下同时交替推摩。手法由缓至速、由轻至重，反复推摩约1分钟，此时推摩局部产生热感，并向眉心集中。

（2）百会穴点按掌摩法：用右手拇指尖在百会穴点按，待局部产生重胀麻感后立即改用拇指指腹旋摩，如此反复交替进行约30秒，紧接用掌心以百会穴为轴心，均匀用力按压与旋摩约30秒。

（3）玉锤叩击法：以指尖作锤，双手同时进行，从后向前，从两侧至中间叩击整个头部，反复依次叩击，不可遗漏。叩击时由腕部发力，甩力均匀，不可太重或太轻，以有较强的振荡感而不觉疼痛为度，时间约 1 分钟。

（4）十指梳理法：以指代梳，指尖着力于头皮，双手同时进行，从前额开始呈扇状自前向后推摩。手法应柔中带刚，此时会感到头部轻松舒适感，时间约 1 分钟。

（5）抚摩静息法：用双掌分别摩头、摩面、摩颊，手法轻柔，时间约 1 分钟，然后结束整个按摩疗程。

147. 郁病音乐疗法的理论根据

答：随着古代中华文明的全面发展，音乐保健治疗的意识和方法也得到完善，以《乐记》音乐理论和《黄帝内经》的五音学说为集中代表，形成早期的中医音乐疗法的思想体系。《灵枢·五音五味》有专章命题论述，从性质和部位上，分别说明五音和脏腑阴阳经脉的密切关系，并指出在调治时应取的经脉。

《素问·阴阳应象大论》和《素问·金匮真言论》把五音阶中宫、商、角、徵、羽与人的五脏（肝、心、脾、肺、肾）和五志（怒、喜、思、悲、恐）等生理、心理内容用五行学说有机地联系在一起，并详细地提出："肝属木，在音为角，在志为怒；心属火，在音为徵，在志为喜；脾属土，在音为宫，在志为思；肺属金，在音为商，在志为忧；肾属水，在音为羽，在志为恐。"《灵枢·阴阳二十五人》根据五音的多与少、偏与正等属性深入辨析身心特点，是中医阴阳人格体质学说的源头，由此可见辨证配乐的思想。

《灵枢·忧恚无言》曰："喉咙者，气之所以上下者也。会厌者，音声之户也。口唇者，音声之扇也。舌者，音声之机也。"说明喉咙、口腔是发声的主要器官，而喉咙、口腔又通过经络与五脏紧密联系，人体只有五脏气血充盈，运行通畅，才能正常地发出声音。可见，五脏与声音有密切关系，五脏精气充足、气机调畅是发出各种声音的先决条件，即"五脏外发五音"。由于五脏的形态结构不同，所藏精气有别，参与发声作用不同，故五音又分别与五脏有选择性的对应关系，即"五音内应五脏"。《素问·脉要精微论》曰："声如从室中言，是中气之湿也。言而微，终日乃复言者，此夺气也。"可见，五脏有病，则声音的高低、长短、徐促也不同，体现了"有诸内者，必形诸外"的中医整体观。

书中还进一步说明五脏可以影响五音，五音亦可调五脏。五个音阶及以它们各自为主谱写的调式或乐曲，不仅具有不同的物理声学特征（产生共振），而且不同的音乐带给人们不同的感受，通过音乐可以在潜移默化中改善人的情绪、影响人的思想。

故而，我们完全可以通过音乐来影响其情志，进而通过情志来调节其脏腑功能，辨证施乐，从而达到平衡阴阳、协调五脏、治疗疾病的目的。

148. 音乐疗法是如何发挥养生保健作用的

答：现代物理有"同声相应、同气相求"的共振理论。而唐代王冰注五音曰："角谓木音，调而直也；徵谓火音，和而美也；宫为土音，大而和也；商谓金音，轻而劲也；羽谓水音，沉而深也。""宫音和平雄厚，庄重宽宏"，与土的沉静庄重、宽厚结实性质相似，故宫声入脾。肺属金，有清肃之性，而"商音慷壮哀郁，惨忧健捷"，风格高亢悲壮，铿锵雄伟，宣发肃降之中又融健捷于内，故金在音为商。"角音圆长通澈，廉直温恭"，角音为万物萌生，生机盎然的春之声，与肝木阳气初动、升发的特性相似，故角声入肝。"徵音婉愉流利，雅而柔顺"，徵调婉愉、雅柔之中有热烈欢快、活泼跳跃的特点，似火之性，故徵音入心。肾属水，水性润下澄澈清冷，"羽音高洁澄净，淡荡清邈"，风格清纯，苍凉柔润，悠扬澄静，具有水的特性，故羽声入肾。五音能按其特性影响五志，进而作用于相应的脏腑，产生共鸣，影响脏腑的生理和病理变化，发挥养生康复的作用。

149. 如何运用音乐疗法直接治疗郁病

答：郁病多以情志不疏、气机郁滞为基本病因，如果要采用音乐疗法，可以通过直接调理病变脏腑（类似于共振理论）来治疗。

肝属木，主疏泄气机，故郁病多表现为肝的疏泄功能失常而导致气机郁滞。这个时候就要使用能够疏泄肝胆气机的音乐——角调式音乐，描绘大地回春、万物萌生、生机蓬勃的画面，曲调亲切、清新，具有"木"之特性，如《江南丝竹乐》《春风得意》等，对于治疗郁病有较好效果。

150. 如何运用音乐疗法间接治疗郁病

答：郁病患者间接调节情志要用徵调试音乐，其旋律热烈、欢快、活泼、轻松，结构层次分明，情绪欢畅，能感染气氛，具有"火"之特性，通于心，五志中属喜，乐曲如《喜洋洋》《吹打乐》等。这类乐曲能振奋精神，可用于情绪悲观的患者。也可以用商调式音乐，高亢、悲壮、雄伟、铿锵有力，具有"金"之特性，通于肺，五志中属悲，如《萧乡水云》《金蛇狂舞》等。这类乐曲能发泄心头郁闷，摆脱悲痛。具体选用何种音乐因人而异，体现个体化。

（二）西医治疗

扫码听书

151. 抑郁焦虑障碍诊断成立之后都需要治疗吗

答：抑郁焦虑障碍诊断成立后，要对抑郁焦虑进行分度。若是轻度抑郁焦虑，则要进行心理治疗（如调节好心态等），以及去除可能引起抑郁焦虑的心理因素（如工作不顺利，婚姻不幸福等）。要是这些原因去除以后，患者仍然不见好转，再按治疗标准来用药治疗。若患者达到中度抑郁焦虑的程度，抑郁症状已经十分明显，为了防止向重度抑郁症转化，中度抑郁症的治疗必须加入抗抑郁剂和心理干预，必要时可住院治疗，并加强心理护理。若是已经达到重度抑郁焦虑的患者，物理治疗对其效果不明显，要把药物治疗、物理治疗和心理治疗相结合。

152. 抑郁焦虑障碍不经过治疗会不会自愈

答：抑郁症一般是需要接受治疗的。有一部分患者的确会出现自然好转，即有一定的"自愈"倾向，但好转并不表示痊愈，仍有复发的可能，并且复发率极高。抑郁症的治疗主要依靠药物和心理治疗，药物用来稳定心理状态和提高生理的积极性，而心理治疗则提供了找出抑郁原因的途径，发现治愈抑郁症的力量。轻、中度抑郁症可以通过改变引起抑郁症的心理因素和环境原因（如家庭、工作环境不和谐，失恋，考试不及格等）去治疗，一旦这些原因被消除，抑郁症状会随之减轻。但除此之外，抑郁症还有别的影响因素，例如性格好强，追求完美，刻板，做什么事都按部就班，那么抑郁症的复发概率就大。

153. 抑郁症用药物治疗好还是心理治疗好

答：随着人们对抑郁症的认识不断加深，对其治疗手段也在不断增加。除抗抑郁药外，一些心理、社会干预措施亦相继出现，疗效与三环抗抑郁剂相当，且没有药物带来的不良反应。而采用什么方法治疗不能一概而论，应根据患者的实际情况而定。

以下情况可首选考虑药物治疗：①明显的自主神经体征，极度或难以控制的抑郁心境。②快乐感缺失，体重明显减轻。③严重的睡眠障碍，如早醒。④抑郁性木僵。⑤伴有精神病性症状（如幻听）。⑥有自杀计划或行动。⑦有遗传史。

下面情况可首选心理治疗或以心理治疗为主：①抗抑郁剂治疗无效。②因严重不良反应或严重躯体疾病而不能耐受药物。③轻至中度的境遇性或性格导致的抑郁心境。④睡眠过多。⑤没有精神病性症状。⑥无严重自杀行为或计划。⑦没有遗传史，有明显心理社会应激因素。

因为抑郁症是生物、心理和环境多因素相互作用的结果，故其治疗也应是综合性的。应根据患者的情况采取某种方式为主，心理治疗与药物治疗两者应相互补充方能取得良好效果。

154. 抑郁焦虑单纯心理治疗效果怎么样

答：效果不一定好。有观点认为，抑郁症、焦虑症等精神疾病是有器质改变的严重疾病，所以它们除了有情绪方面的症状外，还会因为大脑的生化代谢改变出现许多躯体症状，因而必须服用药物来调整大脑的生化代谢，从而改善情绪、治愈疾病。轻度的抑郁症和焦虑症可以通过单纯的心理治疗去消除引起抑郁焦虑的不良因素；而中、重度抑郁焦虑就不仅仅是情绪问题，其核心问题是有生理和病理基础的。焦虑抑郁的患者大脑内普遍缺乏两种物质，它们分别是 5- 羟色胺和去甲肾上腺素。到焦虑抑郁进入病理状态之后，仅仅是心理调节就没用了，必须求助医生，进行药物治疗。对一些严重的抑郁症患者来说，首先是药物治疗或电休克治疗，然后考虑合并使用心理治疗的方法。

大多数人认为心病只需心药医，主要是因为他们把抑郁、焦虑情绪和抑郁症、焦虑症当成是同一个东西。抑郁症、焦虑症必定有抑郁或焦虑情绪，但有抑郁和焦虑情绪的人，则不一定是患上了抑郁症和焦虑症，要持续时间达到两周以上、严重影响到日常生活才能算是抑郁症或焦虑症。如果一个人有抑郁和焦虑情绪，没有构成抑郁症和焦虑症的话，那么就是老百姓说的"心病"，此时单纯进行心理治疗与自我心理调整是有效的。另外，需要注意的是，心理治疗并不排斥其他治疗方法的应用，尤其是药物治疗，倘若与药物治疗合用，对抑郁症往往会起到事半功倍的效果。

155. 抑郁症易感者需要预防性治疗吗

答：抑郁症的病因错综复杂，仅有遗传因素不一定就会患抑郁症，故抑郁症的预防性治疗是没有必要的。但许多有易感素质的人，如存在抑郁症遗传背景、性格缺陷、缺乏社会支持，在受到精神刺激后，往往不能进行有效的自我心理调节。而长时间沉浸在不良情绪中不能自拔，就可能患抑郁症。对此，学会进行自我心理调节，有助于预防抑郁症的发生。

（1）学会正确看问题：遇到不顺心的事情，要学会从正、反两方面看问题，尝试改变看问题的角度，往往能泰然释怀，不良情绪自然缓解。

（2）善于宣泄不良情绪：遇到不愉快的事情时，不要把苦闷压在心里，可以找亲朋好友倾诉，也可参加一些文体活动分散注意力，使自己愉快起来。

（3）知足常乐：与人交往要心胸开阔，对人不能苛求，要用一颗宽容心对人。对自己要求不要太高，应切合实际。

（4）正确认识抑郁：抑郁是一种情感体验，每个人在受到挫折时都可能产生抑郁情绪，这并不代表得了抑郁症。而抑郁症是一种病，患者表现为精神活动长期处于抑制状态，如情绪低落、兴趣缺乏、悲观绝望等。当一个人没有原因地出现抑郁，或出现与刺激不相称的过度抑郁，或出现符合抑郁复发的先兆症状时，应及时找专科医生，由专家判断是否需接受抗抑郁治疗。

156. 常见的抗抑郁药有哪些

答：目前，全世界的抗抑郁药产品主要有 6 类：三环类抗抑郁药、单胺氧化酶抑制剂、选择性 5- 羟色胺再摄取抑制剂、去甲肾上腺素和特异性 5- 羟色胺能抗抑郁剂、5- 羟色胺和去甲肾上腺素再摄取抑制剂和其他类。根据作用机制可分为 3 代抗抑郁药。

（1）第一代抗抑郁药：①三环类抗抑郁药：常用药物有丙咪嗪、阿米替林、多塞平、氯丙咪嗪等。②单胺氧化酶抑制剂：代表药物有吗氯贝胺。③其他：如四环类抗抑郁药，代表药物是马普替林，疗效与三环类抗抑郁药相似，因其对心脏毒性较小，更适用于老年或已有心血管疾病的抑郁症患者。另外还有米安色林，但已于 1996 年撤市。

（2）第二代抗抑郁药：①选择性 5- 羟色胺再摄取抑制剂：代表药物是氟西汀（百忧解）、舍曲林和帕罗西汀，这 3 类药物年销售额峰值都在 20 亿美元以上。此类药物还有西酞普兰和新改良型依地普仑。②其他：如 5- 羟色胺$_2$受体阻滞剂，代表药物是曲唑酮；还有去甲肾上腺素再摄取抑制剂，代表药物有瑞波西汀。

（3）第三代抗抑郁药：①去甲肾上腺素和特异性 5- 羟色胺能抗抑郁剂：代表药物有米氮平，于 2001 年在中国上市；还有奈法唑酮，2003 年已停止在欧洲的市场销售。② 5- 羟色胺和去甲肾上腺素再摄取抑制剂：代表药物有文拉法新、米那普仑、度洛西汀。

157. 如何选用抗抑郁药

答：一般而言，应综合患者的临床特征、伴随症状、生理特点、躯体情况以及既往药物治疗的经验等因素选择较为适当的抗抑郁药物。

对于首次接受抗抑郁药治疗者，如以动力缺乏为主要表现者，宜选用镇静作用较轻的丙咪嗪、氟西汀、西酞普兰等。若患者焦虑、激越突出，宜选兼有抗焦虑作用的阿米替林、多塞平、帕罗西汀、万拉法新或米氮平等。对于不典型抑郁患者，宜选5-羟色胺再摄取抑制剂、单胺氧化酶抑制剂等。

对于再次接受抗抑郁药治疗者，选药应主要根据过去治疗的经验。过去治疗曾经有效、后因减药或停药而导致病情复发者，重新选择过去曾使用的药物大多仍有效；而对于过去曾足量足疗程使用仍无效果，或者充分的维持治疗仍不能阻止病情复发者，应果断换药，选择其他不同作用机制或化学结构的药物。

如果患者年龄较大或伴躯体并发症，则不能采用三环类抗抑郁药，宜选用新一代抗抑郁药，如帕罗西汀、氟西汀等为好。

158. 如何确定抗抑郁药剂量

答：一般可根据患者的年龄、性别、躯体状况等因素来确定抗抑郁药的剂量。

（1）三环类及四环类抗抑郁药：丙咪嗪、阿米替林、氯丙咪嗪、多虑平等是临床上常用的三环类抗抑郁药物，一般应从小剂量12.5mg开始，以后酌情每隔2～3天增加12.5～25mg，有效剂量为50～250mg/d（个别患者用量可能稍大，但超过此剂量效果不一定更好，相反不良反应更多），分2～3次服用，如剂量不大，可晚间一次服。马普替林为四环类抗抑郁药物，有效治疗量为100～250mg/d。

（2）选择性5-羟色胺再摄取抑制剂（SSRIs）：有效治疗

剂量为氟西汀 20 ～ 40mg/d，帕罗西汀 20 ～ 40mg/d，舍曲林 50 ～ 100mg/d，氟伏沙明 100 ～ 200mg/d，西酞普兰 20 ～ 60mg/d，少数疗效欠佳者剂量可增加。

（3）其他新型抗抑郁药物：①曲唑酮：一种 5- 羟色胺受体拮抗剂，常用治疗剂量为 200 ～ 500mg/d，分 2 ～ 3 次服用。②文拉法新：苯二胺衍生物，常用治疗剂量为 75 ～ 350mg/d，分 3 次服用。③米他扎品：一种去甲肾上腺素能和特异性 5- 羟色胺能抗抑郁药，常用治疗剂量为 15 ～ 45mg/d，分 1 ～ 2 次服用。④度洛西汀：一种 5- 羟色胺和去甲肾上腺素再摄取双重抑制剂（SNRIs），推荐的起始剂量为 40mg/d（20mg，1 日 2 次）至 60mg/d（1 日 1 次或 30mg，1 日 2 次），不考虑进食情况。现有的临床研究数据未证实剂量超过 60mg/d 将增加疗效。⑤新型的单胺氧化酶抑制剂：吗氯贝胺是一种可逆性、选择性单胺氧化酶 A 抑制剂，有效治疗剂量为 300 ～ 600mg/d，分 2 ～ 3 次服用。

（4）其他综合性医院临床常用的抗抑郁药物：氟哌噻吨美利曲辛片。成人通常每天 2 片，早晨及中午各 1 片，严重病例早晨的剂量可加至 2 片，每天最大用量为 4 片，老年患者早晨服 1 片即可。维持量通常为每天 1 片，早晨口服。对失眠或严重不安的病例，建议减少服药量或在急性期加服轻度镇静剂。

159. 何为抗抑郁的三阶段治疗

答：抗抑郁的治疗分为治疗期、巩固期和维持期三阶段。

（1）治疗期：控制症状，尽量消除临床症状。治对于严重的抑郁症，一般药物治疗 2 ～ 4 周开始起效，治疗的有效率与时间呈线性关系。如果患者用药治疗 6 ～ 8 周无效，应及时向医师反馈，加量或者改用其他作用机制的药物。

（2）巩固期：至少 4～6 个月。在此期间患者病情不稳，复发的风险较大，应坚持继续服药，且剂量不变。

（3）维持期：抑郁症为高复发性疾病，因此需要维持治疗以防止复发。维持治疗结束后，如果病情稳定，可在医师指导下缓慢减药直至终止治疗，但应密切监测复发的早期征象。一旦发现有复发的早期征象，迅速恢复原治疗。

一般认为，下列情况需维持相当长时间治疗甚至终身服药：①3 次或 3 次以上抑郁发作者。②既往两次发作，首次发作年龄小于 20 岁，或 3 年内出现两次严重发作，或 1 年内频繁发作两次和有阳性家族史者。

160. 如何确定抗抑郁药的疗程

答：抗抑郁治疗的目的，不仅要缓解症状，而且还要防止复发。为此，抑郁症的药物治疗一般需要 3 个阶段：治疗期以解除抑郁症状为主要目标，一般需 6～8 周足量抗抑郁药治疗；紧接为巩固疗效期，一般需要继续使用足量抗抑郁药 4～6 个月；随后的维持治疗期则是以预防复发为目的，抗抑郁剂用量可适当减低，维持治疗时间长短可因人而异，短者半年左右，病情多次复发者甚至需要终生治疗。

由于抗抑郁药奏效较慢，不少病例可能需要连续用药两周甚至更长时间才逐渐见效，一般需要观察 6～8 周才能说明有无效果。所以，在治疗期医生、患者和家属都需要有足够的信心和耐心来等待疗效的出现。进入巩固治疗期和维持治疗期后，由于用药时间较长，患者易于出现麻痹思想和厌战情绪而不按医嘱服药，因而需要和患者经常就治疗的重要性进行讨论，对患者的治疗依从性进行定期评估，并及时解决治疗期间出现的各种问题。

161. 抗抑郁治疗起效时间是多久

答：抗抑郁药一般起效时间为 2～4 周。随着科学的不断发展，抗抑郁作用模式已从受体水平转向受体耦联的细胞内信号传导，这一模式是目前抗抑郁药研究的焦点之一。信号传导的时间与抗抑郁药产生临床效应的时间相一致，而信号传导的过程需要 2～4 周，这合理解释了临床的滞后现象。

162. 服用抗抑郁药应注意什么

答：

（1）遵医嘱正确服用：由于抗抑郁药在血液中留置的时间比较长，即使患者在服用一次后忘记继续服用，也不会立即出现问题。然而，如果总是忘记服用或服用中断，不仅症状无法好转，甚至还会病情反复。特别是治疗已到维持疗法阶段时，稍微减量就可能引起症状恶化。所以，患者服药期间必须谨遵医嘱服药。

（2）重视药物相互作用：抗抑郁药如果与其他药物同时使用，药物的相互作用有可能引起严重的不良反应。如果必须与其他药物同时使用，一定要向主治医生说明。特别是降压药与三环类抗抑郁药同时使用时，不仅影响降压效果，而且可能引起血压急剧下降等不良反应。因此，这类患者应首选血液循环系统不良反应少的 SSRIs 和 SNRIs。青光眼、甲状腺功能亢进、癫痫、风湿性关节炎、帕金森病、前列腺增生症患者，以及曾患有心肌梗死者，均有可能因服用抗抑郁药而导致病情恶化。所以，上述疾病的患者应如实将病情告知主治医生，根据病情选择适当的治疗方法。

（3）妊娠期及哺乳期妇女慎用：虽然目前并没有完全确认抗抑郁药对胎儿是否有影响，但处于妊娠期和存在妊娠可能性的女性，仅限于急性发病时才可服用最小剂量的抗抑郁药。特别是在妊娠期的前3个月，尽量避免服用抗抑郁药。另外，抗抑郁药对母乳喂养的婴儿也有一定的影响，由于婴儿的代谢功能还不十分完善，药物可能在婴儿体内蓄积。所以，哺乳期患者应与主治医生说明情况，尽可能将母乳喂养改为人工喂养。

（4）服药期间应避免饮酒和吸烟：酒精与药物相互作用可能引起生命危险，对酒精的依赖也会成为治疗的障碍，故患者在服药期间必须控制饮酒。香烟和抗抑郁药相互作用的机理还不清楚，但吸烟可能使血药浓度下降，导致治疗效果不佳，同时吸烟过量也能引起失眠。所以，在服用抗抑郁药期间还是戒烟为好。

（5）服药期间应避免开车：在服用抗抑郁药期间，患者常常表现出嗜睡症状，特别是三环类抗抑郁药。另外，抗抑郁药和其他一些心理疾病药物联合使用时，也可能引起明显的嗜睡。如果患者从事的工作需要较长时间集中注意力，必须向主治医生说明，遵医嘱换药或将服药时间安排在晚餐后或睡前等休闲时间。

163. 抗抑郁治疗起效之前需要配合哪些药物

答：在抗抑郁治疗时，通常在抗抑郁药起效前配合起效快的抗抑郁焦虑药，如氟哌噻吨美利曲辛片、奥氮平、苯二氮䓬类等，尤其对焦虑不安的患者，能快速改善患者焦虑不安症状或失

眠。起效时间长短不同的药物相互配合，一则可以增大患者治疗
的信心，增强其治疗的依从性；二则利于下一步治疗，待长效抗
抑郁药起效后，起效快的药可以减量甚至停药。

164. 怎样判断抗抑郁药治疗是否有效

答：抗抑郁药治疗有效通常是指治疗开始后 6 周内，抑郁症
状减轻 40% 以上，抑郁症明显改善。一般而言，临床上评估抗抑
郁药是否有效，观察时间不少于 6 周，尤其对于老年患者，他们
的起效速度往往更慢。若不同机理、不同起效时间的药物合并使
用，经 4 周足量治疗仍无效果，就应及时调整治疗方案。

165. 抑郁症长期不愈是否会导致精神衰退

答：不管抑郁症的病程多么漫长，都不会导致精神衰退的。
精神衰退也叫衰退症状，指长期没有治愈的精神分裂症患者，原
有的幻觉、感知障碍、妄想、攻击性行为等会逐渐消退，继而出
现片段的幻觉、妄想、意志缺乏、情感淡漠等症状，严重者与外
界完全没有交流，俗称"早老性痴呆"。

抑郁症患者可以出现反复的抑郁发作或病程多年的慢性抑
郁，也可表现出思维迟滞、意志力缺乏等症状，但交流中可以发
现，抑郁症患者虽然思维迟滞，但仍然可以与人交谈下去，患者
表现出的对未来生活悲观失望与情感淡漠完全不同，是一种情感
体验。而且多数抑郁症患者在系统地药物治疗后基本能好转，甚
至痊愈。

166. 抗抑郁治疗失败的常见原因及措施

答：导致某种抗抑郁药治疗失败的常见原因，有抗抑郁药剂量不足、疗程过短、患者依从性不佳等。一般来说，对于一个依从治疗的患者，如果治疗 6 周后抑郁症状并未得到改善，则可考虑加大药物剂量，并继续观察 4 周以上。如果药物剂量达到通常有效剂量之上，甚至达最大耐受剂量，并维持在此剂量水平至少 4 周仍无效果，即可确定药物无效并考虑更换。

167. 如何更换抗抑郁抗焦虑药物

答：换药的原则：①换用药物给药应方便。②不良反应更少，耐受性和依从性更好。③药物相互作用风险应更小。④可以换用同类药物的不同品种，也可以换用化学结构或药理作用不同的药物。

换药的注意事项：①应在医生的严格指导下换药，不能擅自更换。②换药速度取决于抑郁的严重程度。通常在停药前先缓慢减少药量，减至原量一半时开始缓慢、小剂量地加服拟换用的药物，逐渐加至有效量并停用原药，不宜过快。③存在相互作用的药物间换用，必须有药物清洗期。单胺氧化酶抑制剂（MAOIs）换用其他抗抑郁药时需要两周的药物清洗期，从任何一种抗抑郁药换用 MAOIs 需要有 1 周以上药物清洗期，其中氟西汀必须停药 5 周后方可换用 MAOIs。

168. 帕罗西汀如何使用更合理

答：帕罗西汀是目前较强的 5- 羟色胺再摄取抑制剂之一，

其在较低剂量就会有很好的治疗效果，用于治疗各种类型的抑郁症，包括伴有焦虑的抑郁症及反应性抑郁症，对于合并焦虑、失眠的抑郁患者尤为适合。治疗疗效满意后，继续服用本品可防止抑郁症、惊恐障碍和强迫症的复发。

用法用量：一般用量为每天20mg，早餐时顿服。2～3周后根据效果可将剂量加至每天30mg，每日最大剂量为60mg，治疗期间根据病情遵医嘱调整剂量。停药需逐渐减量，不宜突然停药。

用药注意：对此药品过敏的人禁用，孕妇及哺乳期妇女使用时应权衡利弊，不推荐儿童使用。老年人用药时应减量，推荐剂量为每天20mg，每日最大剂量不得超过40mg。不可与单胺氧化酶抑制剂同时使用。

169. 氟西汀如何使用更合理

答：氟西汀属于选择性5-羟色胺再摄取抑制剂，用于治疗各种抑郁性精神障碍、强迫症以及神经性贪食症，尤其适用于精神行为迟滞和动力不足者。

用法用量：起始每天20mg，早晨或晚上服用。使用数周后（通常6～8周）若无明显改善，可咨询医生后增量，晨服或分成两次（早晨与中午）服用，但每日最大剂量不得超过80mg。对于不同程度抑郁症的治疗剂量会有相应的改变，具体方法遵照医嘱。

用药注意：对此药品过敏的人禁用，孕妇及哺乳妇女慎用，儿童用药在谨慎的基础上遵循医嘱，老年人使用时应减量或遵循医嘱。肝肾功能不全及进行透析治疗的患者应减量。注意，此药不可与单胺氧化酶抑制剂同时使用。

170. 舍曲林如何使用更合理

答：舍曲林属于 5- 羟色胺再摄取抑制剂，理论上是最强的 5- 羟色胺再摄取抑制剂，适用于抑郁症的相关症状和强迫症。

用法用量：通常有效剂量为每次 50mg，每天 1 次，早晚服均可。若疗效不佳或出现耐受性，可考虑在几周内迅速增量，增幅每次 50mg，每天最大剂量 200mg。长期用药应维持在最低有效剂量（每次 50mg）。治疗期间应根据病情调整剂量，遵循医嘱。

用药注意：对此药品过敏的人禁用，孕妇及哺乳期妇女慎用，儿童用药在谨慎的基础上遵循医嘱，老年人使用时无须减量或遵循医嘱。肾功能不全者无须根据肾脏损害程度进行调整，肝病患者慎用。有癫痫病史、心脏病、血容量不足患者慎用。此药有镇静作用，服药期间不得操作机器或高空作业。注意，此药不可与单胺氧化酶抑制剂同时使用。

171. 西酞普兰如何使用更合理

答：西酞普兰属于选择性 5- 羟色胺再摄取抑制剂，理论上为最纯的 5- 羟色胺再摄取抑制剂，对其他受体作用不大，临床上不良反应较少，尤其适用于年龄较大的抑郁性精神障碍患者。

用法用量：通常有效剂量为每次 20mg，每日 1 次。若疗效不佳或出现耐受性，可考虑增加剂量至每日 40mg。通常服药 2～4 周后出现抗抑郁效果。

用药注意：对此药品过敏的人禁用，孕妇慎用，哺乳妇女若使用应停止哺乳，儿童不建议使用，老年人适当减量使用，肝肾功能不全者剂量减半。服药期间不得驾驶或进行高危工作。

172. 氟伏沙明如何使用更合理

答：氟伏沙明属于 5- 羟色胺再摄取抑制剂，适用于抑郁症和强迫症。

用法用量：推荐的起始剂量为每天 50 ～ 100mg，晚间顿服。服用 3 ～ 4 天后逐渐增量，直至达到有效剂量。通常有效剂量为每天 100 ～ 300mg。成人每日最大剂量为 300mg。8 岁以上儿童和青少年每日最大剂量为 200mg。单剂量口服可增至每次150mg，可分 2 ～ 3 次服用。根据治疗效果可遵循医嘱调整剂量。

用药注意：对此药品过敏的人及哺乳妇女禁用，孕妇慎用，儿童不推荐使用，老年人使用时应减量或遵循医嘱。肝肾功能异常的患者起始剂量应较低，并密切监控。无肝功能异常的患者服药后若出现肝酶升高，且伴有临床症状，应立即停药。用药后可能会出现困倦，驾驶员与操作机器者应注意。此药不可与单胺氧化酶抑制剂同时使用。

173. 曲唑酮如何使用更合理

答：曲唑酮属于选择性 5- 羟色胺再摄取抑制剂，适用于各种类型的抑郁症和伴有抑郁症状的焦虑症，以及药物依赖者戒断后的情绪障碍和失眠患者。临床上观察到该药抗抑郁疗效一般，主要用于焦虑和失眠者。

用法用量：建议成人初始剂量每日 50 ～ 100mg，分次服用，每 3 ～ 4 天可增加 50mg。对于门诊患者一般以每日 200mg 为宜，住院患者较严重者剂量可较大，最大剂量不超过每日 600mg。

用药注意：对此药品过敏者禁用，肝功能严重受损、严重心脏病或心律失常者禁用，意识障碍者禁用。曲唑酮应在餐后服用，禁食条件或空腹服药可能使头晕加重。孕妇及哺乳妇女慎用，儿童不推荐使用，肝病患者慎用，有癫痫病史不建议使用。曲唑酮对心脏病的不良反应较少，对外周抗胆碱能作用很弱，较适合老年患者使用。此药有镇静作用，服药期间操作机器或高空作业须小心。

174. 度洛西汀如何使用更合理

答：度洛西汀是一种 5- 羟色胺和去甲肾上腺素再摄取双重抑制剂（SNRIs），适用于治疗抑郁症。

用法用量：本品的推荐起始剂量为每日 1 次，每次 40mg（或每日 2 次，每次 20mg）至每日 1 次，每次 60mg（或每日 2 次，每次 30mg）。停药时不能立即停，尽可能逐渐减药。

用药注意：对此药品过敏者及未经治疗的闭角型青光眼患者禁用。孕妇及哺乳妇女慎用，儿童用药在谨慎的基础上遵循医嘱，老年人使用时无须根据年龄调整剂量或遵循医嘱，肝肾功能不全者慎用。此药有镇静作用，服药期间不得操作机器或高空作业。注意，此药不可与单胺氧化酶抑制剂同时使用。

175. 文拉法辛如何使用更合理

答：文拉法辛是 5- 羟色胺和去甲肾上腺素双重的再摄取抑制剂，适用于各种类型的抑郁症，包括伴有焦虑的抑郁症及广泛性焦虑症。

用法用量：①普通制剂：起始剂量为每天 37.5mg，分 2 ～ 3 次进餐时服用，增量后应分成 3 次服用；当增量至每天 75mg 时，每次增量应间隔 4 天。最大剂量为每天 225mg，严重的抑郁症患者可增至每天 375mg，但必须在医师指导下进行。②缓释胶囊：推荐剂量为每天 75mg，早晨或晚间顿服。两周后可增至每天 150mg，必要时增至每天 225mg。每次增量应间隔两周左右，至少间隔 4 天。用文拉法辛治疗 6 周或 6 周以上的患者需停药时，应尽可能逐渐减量。

用药注意：对此药品过敏的人禁用，孕妇及哺乳妇女慎用，儿童慎用，老年人若使用，应用最低有效剂量。中度肝硬化患者剂量应减半，轻中度肾功能不全患者剂量应减少 25%，血透患者应减少 50%，并在透析后服用。此药有镇静作用，服药期间不得操作机器或高空作业。注意，此药不可与单胺氧化酶抑制剂同时使用。

176. 抑郁症患者为什么有时需服用奥氮平

答：奥氮平为新型抗精神病药，有文献将其用于抗抑郁治疗。奥氮平属于 5- 羟色胺 / 多巴胺（5- 羟色胺 /DA）拮抗药，通过阻断 5- 羟色胺 $_2$A 和 α_2 受体，导致单胺脱抑制性释放而产生抗抑郁效应。对中脑边缘系统具有选择作用，可同时引起前额叶皮层的多巴胺 / 去甲肾上腺素释放或 5- 羟色胺 $_2$A 的拮抗，可有效改善精神病理的各个方面。小剂量奥氮平配合抗抑郁药治疗抑郁症比单用抗抑郁药起效快，疗效更显著，且不增加不良反应。对伴有明显睡眠障碍的抑郁症患者，可优先考虑合用小剂量奥氮平以提高疗效。

177. 米氮平如何使用更合理

答：米氮平是选择性 5- 羟色胺受体强拮抗药和其他神经递质受体的中等拮抗药，临床效果与 5- 羟色胺再摄取抑制剂类似，而且其性功能不良反应较弱，适用于治疗抑郁症。

用法用量：初始剂量为每天 15mg，临睡前服用最佳，并逐渐增加剂量至获得最佳疗效。有效剂量是每天 15 ～ 45mg，每次增量应该间隔 1 ～ 2 周。

用药注意：对此药品过敏者禁用，孕妇及哺乳妇女不宜使用，儿童不推荐使用，肝肾功能不全者应酌情减量，服药期间不得操作机器或高空作业。注意，此药不可与单胺氧化酶抑制剂同时使用。

178. 米氮平、氯氮平与奥氮平有什么区别

答：

（1）适应证：米氮平适用于抑郁症；奥氮平适用于精神分裂症，也可用于治疗躁狂发作患者，预防双相情感障碍的复发；氯氮平不仅对精神病阳性症状有效，对阴性症状也有一定效果，适用于急性与慢性精神分裂症的各个亚型，可以减轻与精神分裂症有关的情感症状（如抑郁、负罪感、焦虑），也用于治疗躁狂症或其他精神病性障碍的兴奋躁动和幻觉妄想。

（2）药理机制：米氮平为四环类抗抑郁药，为去甲肾上腺素能和特异性 5- 羟色胺的抑制剂，可阻断肾上腺素能 α_2 受体，刺激去甲肾上腺素和 5- 羟色胺的释放，对组胺 H_1 受体有阻滞作用，对外周 α_1- 受体及胆碱能受体也有一定的阻滞作用。奥氮平

是一种抗精神病药，对 5- 羟色胺、多巴胺 D、α - 肾上腺素、组胺 H 等多种受体有亲和力，具有 5- 羟色胺、多巴胺和胆碱能拮抗作用，与其受体结合情况相符。氯氮平对脑内 5- 羟色胺（5- 羟色胺 $_2$A）受体和多巴胺（DA_1）受体的阻滞作用较强，对多巴胺（DA_4）受体也有阻滞作用，对多巴胺（DA_2）受体的阻滞作用较弱，并有抗胆碱（M_1）、抗组胺（H_1）和抗 α - 肾上腺素受体作用，极少见锥体外系反应，一般不引起血中泌乳素增高，具有强大的镇静催眠作用。

179. 米氮平与奥氮平能否一起用

答：最好不要一起用。米氮平是中枢突触前膜 α2 受体拮抗剂，可以增强肾上腺素能的神经传导，同时阻断中枢的 5- 羟色胺 $_2$ 和 5- 羟色胺 $_3$ 受体。米氮平的抗组胺受体（H_1）特性起着镇静作用。奥氮平属于 5- 羟色胺 / 多巴胺（5- 羟色胺 /DA）拮抗药，通过阻断 5- 羟色胺 $_2$A 和 α$_2$ 受体导致单胺脱抑制性释放而产生抗抑郁效应。米氮平和奥氮平在抗抑郁治疗中的作用相似，建议单独使用。

180. 五朵金花与度洛西汀有什么异同

答：五朵金花均为 5- 羟色胺再摄取抑制剂，度洛西汀为 5- 羟色胺（5- 羟色胺）与去甲肾上腺素（NE）再摄取抑制剂。度洛西汀对 5- 羟色胺和 NE 再摄取具有很强的抑制作用，度洛西汀对脑组织血浆中 5- 羟色胺和 NE 有高度亲和力，其作用比文拉法辛、典型的选择性 5- 羟色胺再摄取抑制剂和三环类抗抑郁药的作用强很多，能显著增加脑组织中 5- 羟色胺和 NE 水平，通过提高 5- 羟色胺和 NE 两种神经递质在调控情感和对疼痛敏感程度方面的作用，提高机体对疼痛的耐受力，可以明显改善抑郁症的病情及疼痛症状。在安全性方面，度洛西汀的不良反应较小，与五朵金花相比无显著性差异，主要为头昏、恶心、头痛等。

181. 抑郁症的药物治疗原则是什么

答：

（1）首先诊断要确切，然后全面考虑患者症状特点、年龄、躯体状况、药物的耐受性、有无并发症，因人而异地进行个性化合理用药。

（2）剂量逐步递增，尽可能采用最小有效量，使不良反应减至最少，以提高服药依从性。

（3）小剂量疗效不佳时，根据不良反应和耐受情况，增至足量（有效剂量上限）和足够长的疗程（4～6周或更长）。

（4）如仍无效，可考虑换药，可换用同类另一种药物或作用机制不同的另一种药物。应注意，氟西汀需停药 5 周才能换用单胺氧化酶抑制剂。

（5）尽量单一用药，应足量、足疗程治疗。当换药治疗无效时，可考虑两种作用机制不同的抗抑郁药联合使用。

（6）遵医嘱按时按量服药，积极治疗与抑郁共存的其他疾病。

（7）治疗期间密切观察病情变化和不良反应，并及时处理。

（8）在药物治疗的基础上加上心理治疗，可取得更佳效果。

182. 服抗抑郁药会成瘾吗

答：不会。药物成瘾是一种强迫性、失去控制的用药行为，同时存在生理依赖和心理依赖。停用药物后，许多患者会出现生理和精神上的各种不适，会千方百计地去寻找药物。而使用药物后，不仅生理上的症状得到缓解，精神上也会得到欢欣和愉悦。而抗抑郁药出现的停药后反应与此有很大的不同，被称为"停药综合征"。不仅抗抑郁药，许多药物（如某些抗高血压药、抗精神病药等）都有这种停药综合征。对于抗抑郁药的停药综合征，不同种类的药对于不同的人出现的概率和表现也会不同。所以，为避免停药综合征的出现，在停用抗抑郁药时应逐渐缓慢减量，具体可咨询医师。

183. 抗抑郁药是催眠药吗

答：很多抗抑郁药都具有一定的镇静作用，可能造成嗜睡等不良反应。其中以阿米替林、多赛平等三环类抗抑郁药尤为突出，另外如帕罗西汀、舍曲林及米氮平等均有不同的镇静作用。但并不是所有的抗抑郁药都有镇静作用，如氟西汀反而有焦虑、失眠等不良反应。所以，不能说因为抗抑郁药有镇静作用就将它等同于催眠药。目前催眠镇静药有苯二氮䓬类（如地西泮、阿普唑仑等），巴比妥类（如苯巴比妥等），其他类（佐匹克隆、唑吡坦等）。但在抑郁症患者中，失眠是常见的症状，尤其是合并焦虑的患者，使用具有镇静作用的抗抑郁药的同时常联合使用苯二氮䓬类药物。

184. 抗抑郁药有什么不良反应

答：抗抑郁药的不良反应以中枢神经系统损害、肌肉运动损害、血液系统损害、皮肤及其附件损害、消化系统损害、心血管系统损害、泌尿系统损害、全身系统损害、内分泌损害、眼部及其附件损害为主。

（1）中枢神经系统常见的不良反应为头晕、头痛、麻木、乏力、疲劳、注意力不集中等，症状不明显时对正常生活学习无明显影响，多为一过性，症状会随着服药时间的延长或减量缓解。严重者会出现急性谵妄、焦虑样发作、躁狂、5-羟色胺综合征、癫痫、意识障碍、幻觉、精神症状恶化、锥体外系症状、快速循环型情感障碍。

（2）抗抑郁药物对肌肉和关节的损害主要是肌肉关节疼痛，较少见的有下肢不宁综合征、各种运动障碍及舞蹈症。

（3）血液系统不良反应主要有白细胞减少、再生障碍性贫血、血清素综合征和脱发等。

（4）消化系统损害以恶心、呕吐、腹泻、消化不良和口干等较为常见。三环类抗抑郁药（TCAs）、5-羟色胺再摄取抑制剂（SSRIs）和去甲肾上腺素再摄取抑制剂（NRI）均能引起以上消化系统不良反应。

（5）心血管系统不良反应的表现有心律失常、体位性低血压等。

（6）泌尿生殖系统不良反应以阴茎异常勃起、遗精、多饮、多尿、尿频为主，还有较少见的痛性阴茎勃起、尿潴留、抗利尿激素分泌异常综合征。

（7）全身系统不良反应有发热、撤药反应、昏迷、抽搐、药物依赖、口吃。

（8）内分泌不良反应有溢乳、女性性功能亢进、青春期躁狂症、乳房触痛与增大、血糖升高。

（9）眼部及其附件不良反应有复视、急性闭角型青光眼、斜视性眼肌阵挛多发性肌阵挛综合征。

185. 抗抑郁药的不良反应多出现在何时

答：大多数抗抑郁药都有一定的不良反应，多出现在第1周，随着服用时间延长会慢慢消失。不良反应以口干、便秘、瞌睡、镇静过度、头晕等较为常见，一般此类反应程度较轻，不妨碍继续用药，1～2周后患者会逐渐适应。个别严重不良反应会使患者产生恐惧心理，经解释和安抚仍不能接受和继续服药者，应考虑改用他药。因此，用药前应详细地向患者和家属解释清楚。

总体而言，抗抑郁药无明显的不良反应，无成瘾性，安全有效，不良反应一般不严重，大多数患者可以耐受，而且随着治疗时间的推进会逐渐减轻。

186. 初服抗抑郁焦虑药如何减轻不良反应

答：新型抗抑郁药仍有一些不良反应，只要掌握正确的服用方法，药物的不良反应是可以被改善的。

（1）服用盐酸氟西汀会产生口干、厌食、恶心、便秘等胃肠道症状，这与药物的抗胆碱作用有关，但一般不影响治疗。大多数人随着服用时间的延长，能逐渐适应药物，极少数患者为此停药。便秘的患者可加用麻仁、酚酞片、开塞露等；口干者可多食水果，服用维生素 B_6 及乌梅、枸杞子等生津的中药。

（2）盐酸帕罗西汀等药物可能引起头痛、头晕，应从小剂量开始服用。如果头痛症状明显，可以适当减少药量以缓解症状。

（3）部分抗抑郁药如阿米替林、米氮平等，具有较强的镇静作用，患者服用后会出现嗜睡，可以改成晚上服；对于出现失眠情况的人，则最好避免在夜间服用盐酸氟西汀等药物。

（4）抗抑郁药物的抗胆碱作用会导致性欲减退、勃起困难等，停药后即可逐渐恢复。米氮平、盐酸曲唑酮等对性功能影响相对较小。

（5）某些新型抗抑郁药，如盐酸氟西汀等，在治疗初期会出现一过性烦躁、焦虑等症状，可加用普萘洛尔或阿普唑仑等抗焦虑药物。

（6）有些患者服用抗抑郁药后，手指会出现轻微的震颤，一般可不做特殊处理。大剂量用药时，偶尔会出现痉挛发作，可在医生指导下减少药量，或加用安定类药物。

187. 抑郁症必须住院治疗吗

答：轻度抑郁症患者一般不需要住院治疗。如患者虽存有抑郁症状，但尚能坚持正常的工作、学习和生活或仅有轻度的损害，只需要定期到门诊接受检查、指导和一定的心理治疗，按时服药，并适当注意休息和营养。患者参加一些力所能及的活动和劳动，有利于病情的康复。若患者病情较重，伴有自杀念头或自杀倾向，或不能服用抗抑郁药物，或缺乏家人照料，就需要住院治疗。医生会根据病情采取合适的治疗措施，让患者和外界压力绝缘，安心养病。

188. 抑郁症可以用电休克治疗吗

答：电休克治疗是用一定量的电流通过脑部，引起中枢神经系统癫痫样放电，从而产生全身性抽搐发作的治疗方法。综合国内外对抑郁症治疗的研究资料发现，电休克治疗比药物治疗显效快、安全性好，危险性也相对较少。电休克治疗对有严重自杀（伤）企图或行为的抑郁症患者和以明显自责、自罪为表现的顽固性抑郁症患者是首选方法，它能使抑郁症状和抑郁情绪迅速得到缓解，总有效率为 70% ～ 90%。在治疗后最初数小时，患者可处于睡眠状态，记忆功能可有一时性轻微影响，但一般 1 ～ 2 周内即可恢复，不会出现严重或持久记忆障碍。常见的并发症还有恶心、呕吐、头疼等，一般不需特殊处理。正常操作下，有抽搐电休克治疗在抽搐停止后 10 ～ 30 秒钟，患者呼吸自行恢复；无抽搐电休克治疗后 5 分钟内患者呼吸自行恢复。如患者呼吸未及时恢复，则应立即进行有效的人工呼吸、输氧。治疗时只要严格按照技术操作要求，保护好患者的体位及关节，就可避免出现由于肌肉突然强烈收缩而引起的关节脱位及骨折。但对颅内出血、大脑占位性病变和其他颅内压增高疾病的患者，以及心脏功能不稳定、患有麻醉危险疾病的患者，要尽量避免使用电休克治疗。

189. 运动对抑郁症治疗有效吗

答：运动后可以给人一种轻松和自己做主的感觉，有益于克服抑郁症患者共有的孤独感。运动还能防止抑郁症的发作，有助于增强体力、较快地提高情绪，但必须有一定的强度、持续时间和频率才能达到预期效果。以健身操（跑步、跳绳、健身舞等）为例，每周至少做 3 次，每次要持续 15 ～ 20 分钟。专家们建议，患者每天步行 1500m，并力争在 15 分钟内走完，之后逐渐加大距离，直到 45 分钟走完 4500m。在开始运动前，必须经医生的同意。若运动不能缓解抑郁症状，应及时去医院就诊。

190. 女性更年期抑郁患者适合哪些抗抑郁药

答：女性更年期抑郁的突出特点是常伴有焦虑、紧张，故应注意选择具有较好的镇静、抗焦虑作用的药物。

（1）常用的 5- 羟色胺再摄取抑制剂有氟伏沙明、舍曲林、帕罗西汀、西酞普兰等。这类药具抗抑郁、抗强迫和抗焦虑作用。其中帕罗西汀的镇静作用较强，对于伴有焦虑的抑郁障碍者是较好的选择。

（2）三环类抗抑郁药如阿米替林、丙咪嗪、多塞平、氯丙咪嗪。但这些药物有很强的抗胆碱能作用（表现为口干、便秘和尿滞留等）、低血压反应、抗组胺和心脏毒性作用，而且易引起谵妄。

（3）四环类抗抑郁药如马普替林，能选择性地抑制去甲肾上腺素的回收，作用较温和，不良反应轻。

（4）苯二氮䓬类药物也具有较好的抗焦虑作用，可快速起效。对于焦虑严重的更年期抑郁障碍患者可与抗抑郁药联合使用。对于夜间失眠严重、容易早醒的更年期女性，可加用镇静催眠效果较强的阿普唑仑、氯硝西泮等，使用时要注意此类药物的依赖性和耐受性。

（5）其他类药物如万拉法新具很强的抗抑郁和抗焦虑作用，

对重度抑郁有效，可用于治疗难治性抑郁症；米氮平除抗抑郁和抗焦虑，还有改善睡眠作用。

191. 老年抑郁症患者用药需注意什么

答：

（1）老年抑郁症的病程长、间歇期短、治愈率低，往往反复发作，其主要原因与老年人依从性低有关。抗抑郁治疗需要足量、足疗程，许多老年人因担心不良反应、心疼治疗费用等，在病情好转后擅自停药，导致抑郁症复发概率加大。因此，老年抑郁症患者应注意，症状改善后也要坚持服药。

（2）老年人的各个脏器逐渐老化，肝肾对药物的代谢和排泄变慢，容易造成药物在体内积蓄。因此，用药时应从小剂量开始，缓慢增加剂量，注意监测不良反应。

（3）老年人经常合并其他多种慢性病，如高血压、糖尿病、心脑血管病等，应注意慎用某些抗抑郁药，如有些抗抑郁药可升高眼压，容易加重青光眼患者的病情。合并多种疾病的老年人用药复杂，要考虑药物的相互作用。

（4）老年抑郁症患者应首选起效快、疗效好、不良反应少的药物。临床上，把抗抑郁药分为传统抗抑郁药和新型抗抑郁剂两类。传统抗抑郁药的不良反应较大，有较强的抗胆碱能作用，对心血管系统、肝肾功能和认知功能有一定的损害，一般不适合治疗老年人。新型抗抑郁剂有良好的疗效，安全性高。其抗胆碱能作用弱，几乎不产生体位性低血压和心脏毒性作用，镇静作用弱，对认知功能影响小，老年人易耐受，即使过量也较安全。而且新型抗抑郁药半衰期长，每日服1次即可。目前，5-羟色胺再摄取抑制剂已成为老年抑郁症的一线治疗药，而传统抗抑郁剂和其他制剂应作为二线药物。

192. 脑卒中后抑郁者如何治疗

答：

（1）三环类抗抑郁药虽然可改善患者抑郁焦虑症状，但对患者以后社会能力的恢复没有太大的作用。而且由于三环类抗抑郁药的心血管和抗胆碱能不良反应较大，如心律失常、直立性低血压、心搏骤停等，故应从小剂量开始应用，对有心脏病者及老年者慎用。当药物过量或与多种药物相互作用时可致死，这限制了在脑卒中后抑郁患者中的使用，目前已不将其作为治疗脑卒中后抑郁的首选药物。

（2）老一代的单胺氧化酶抑制剂可与某些食物及药物相互作用，导致危及生命的高血压危象，基本不用于脑卒中后抑郁患者。

（3）选择性 5- 羟色胺再摄取抑制剂对组胺和肾上腺素受体抑制作用轻微，抗胆碱能不良反应和心血管不良反应少且程度轻，故选择性 5- 羟色胺再摄取抑制剂比较适用于脑卒中后抑郁患者，尤其适用于老年患者。舍曲林在选择性 5- 羟色胺再摄取抑制剂中作用最强，选择性也较高，不良反应小，与华法林相互作用小，建议作为脑卒中后抑郁治疗的首选，西酞普兰次之。

（4）选择性 5- 羟色胺和去甲肾上腺素再摄取抑制剂（包括文拉法辛和度乐西汀），能够显著抑制 5- 羟色胺和去甲肾上腺素的再摄取而产生抗抑郁作用，特点是快速起效，适用于重症抑郁障碍，不良反应小。

（5）去甲肾上腺素能和特异性5-羟色胺能抗抑郁药的代表药物为米氮平，对重度抑郁和有明显焦虑、激越和睡眠障碍的患者效果好。其不良反应较少，抗胆碱能作用不明显，也适合脑卒中后抑郁的治疗。但其不宜与乙醇、安定及其他抗抑郁药联用，禁与单胺氧化酶抑制剂联用。

193. 失眠为主的抑郁症患者如何治疗

答：治疗睡眠障碍对于抑郁症患者是很重要的一个方面，早期改善睡眠可增加患者的依从性。不同的抗抑郁药对睡眠障碍的影响有所不同。

传统三环类及四环类抗抑郁药，如阿米替林、多塞平、氯丙咪嗪、马普替林等，具有明显的镇静作用，能改善睡眠。

新一代抗抑郁药去甲肾上腺素和特异性5-羟色胺能抗抑郁药，如米氮平，可明显改善患者的睡眠结构，提高患者的睡眠质量，且不良反应较少，故非常适合伴有失眠的抑郁症患者。

而选择性5-羟色胺再摄取抑制剂是一类镇静作用轻或无镇静作用的抗抑郁药，治疗早期可能导致焦虑、紧张不安和失眠，故伴有失眠的抑郁症患者使用上述药物时，宜白天服用，晚间可加用苯二氮草类药物。

194. 伴有躯体症状的抑郁症患者如何治疗

答：在选择针对此类患者的抗抑郁药时，应注意以下几点。

（1）躯体疾病患者常常会合并使用多种药物，所以在抗抑郁治疗时，要注意药物间的相互作用，否则可能会出现药物蓄积而中毒，或降低药物的疗效。

（2）一些抗抑郁药拥有较广的作用范围，可能会加重某些患者原有的疾病。比如许多抗抑郁药具有抗胆碱作用，会升高青光眼患者的眼压，加重病情；三环类抗抑郁药的抗胆碱作用可能有加重心律失常、冠心病、心力衰竭等心脏疾病患者相关症状的危险。所以，在选择抗抑郁药时，应考虑药物是否对患者的其他疾病有影响。

（3）治疗躯体疾病的药物也有可能引起或加重抑郁症状。比如抗高血压药利舍平的一个重要的不良反应就是引起抑郁，类似的还有抗帕金森药左旋多巴、抗癫痫药卡马西平等。

195. 产后抑郁如何治疗

答：目前，用于产后抑郁的多为选择性 5- 羟色胺再摄取抑制剂（氟西汀、舍曲林、帕罗西汀、西酞普兰等）和 5- 羟色胺和去甲肾上腺素再摄取抑制剂（文拉法辛等），这两类药物的不良反应少且耐受性好。但是要注意上述药物在孕期和哺乳期可能对产妇和婴儿带来不良反应。其中非三环类药物较为安全，尤其以舍曲林、帕罗西汀为主的一线药物，较适合应用于哺乳期的母亲。

除了药物治疗，患者也可以通过别的途径来治疗，比如产后抑郁症的产妇可以接受光疗。孕妇在每天早晨接受 1h 的光疗，5 ～ 10 周后可表现出显著的好转，且与抗抑郁药物的疗效相似。另外，还有中药治疗、饮食治疗、芳香疗法、按摩疗法等也被用来治疗产后抑郁症。

196. 儿童及青少年抑郁障碍如何治疗

答：对于儿童及青少年抑郁障碍的治疗，应以药物治疗和心理治疗并重为原则。心理治疗可以减轻抑郁程度，促进症状改善，减少功能损害。药物治疗可考虑以下几类。

（1）选择性 5- 羟色胺再摄取抑制剂（SSRIs）的不良反应较小，其中舍曲林和氟西汀相对安全有效。儿童或青少年患者使用 SSRIs，最常出现的不良反应有胃肠功能紊乱、多汗、头痛、眩晕、静坐不能，以及食欲、睡眠和性功能改变等，一般与剂量有关，可随用药时间延长而自然消退。

（2）去甲肾上腺素和 5- 羟色胺双重摄取抑制剂（SNRIs）的代表药是文拉法辛。该药治疗儿童青少年抑郁障碍和广泛性焦虑障碍的疗效肯定，耐受性良好，起效较快，服用后 1 ～ 2 周内见效，有明显的抗抑郁及抗焦虑作用，对难治性病例亦有效。其缺点为有抗胆碱能作用，大剂量使用时，血压可能轻度升高。

（3）去甲肾上腺素和特异性 5- 羟色胺受体拮抗剂（NaSSAs）的代表药是米氮平。米氮平治疗青少年抑郁障碍能够快速改善睡眠，耐受性好。常见不良反应为疲倦、食欲增强和眩晕。

（4）三环抗抑郁剂（TCAs）主要有丙咪嗪、阿米替林、氯米帕明、多塞平和四环类马普替林等。TCAs 的不良反应较多，儿童常见的有口干、便秘、视物模糊、心律改变、血压升高等，过量可能致死，已不建议使用。

抗抑郁药在临床应用时应从小剂量开始，逐渐加量，在加药过程中应注意药物对儿童及青少年可能产生的不良反应，有条件者应监测血药浓度。药物一般在治疗开始后 2 ～ 4 周起开始见效，若治疗4周未见效，可适当增加剂量，如6周仍未见效，可换用其他药物治疗。

197. 昂贵的抗抑郁药疗效一定好吗

答：其实不然，这是人们在认识上的误区。现有的许多抗抑郁药，虽然它们在作用机理上存在一定的差异，但疗效是差不多的，没有一种抗抑郁药比其他抗抑郁药都好，也没有一种药能解决所有的抑郁患者。对于某种药来说，每位患者用药后的疗效都存在个体差异。当然，各种抗抑郁药除了都有基本的抗抑郁作用外，还有各自的作用特点。如盐酸帕罗西汀、马普替林、多塞平的抗焦虑作用强，米氮平、盐酸曲唑酮能改善睡眠，氯丙咪嗪有较强的抗强迫作用，盐酸氟西汀对抑郁患者的抑制症状有较好的疗效，万拉法新、吗氯贝胺、阿米替林可治疗难治性抑郁。医生在用药时会根据患者的临床特点选择药物，而不是根据药价的高低。

目前临床上所用抗抑郁药的价格区别主要体现在药物的不良反应上。新一代抗抑郁药价格较贵，但不良反应小、安全性大，患者服药的依从性好，更适合于老人、小孩和健康状况差的患者。而传统的抗抑郁药虽然疗效好，但不良反应大，使用受到限制，但如能在专科医生的指导下合理地加以使用，同样能保证用药的安全性。

所以说，药物不是越贵越好。应根据患者的具体情况、临床特点、经济能力、对不良反应的耐受性等综合考虑，以选择最适合的药物。

198. 如何面对抑郁症复发问题

答：抑郁症的复发率很高，发作 1 次者，复发率为 50%；发作两次者，复发率为 75%；发作 3 次及以上者，复发率达 90%。提示患者复发率高的情况：①治疗结束后，仍残留明显的抑郁症状。②治疗后仍有消极的思维方式。③长期抑郁或多次复发。④继续生活在应激环境中，或对其生活很不满意。⑤同时存在其他健康问题，如患严重的躯体疾病。

患者复发的临床表现基本和以往发病时的表现相同，重症抑郁发作时的主要症状包括显著的抑郁心境、丧失兴趣和愉快感、自信心下降，或自卑、无价值感、内疚感、无望感，自伤或自杀的观念或行为，睡眠障碍，食欲、精力下降，易疲劳、活动减少，注意力集中困难。根据患者的临床表现，判断患者是否复发并不困难，关键是如何对这些复发患者进行及时而有效的干预。

由于抑郁症治疗的效果一般都较好，大多数患者能康复，患者及其家属完全没有必要因为复发而丧失信心，应及时进行正规的抗抑郁治疗，尽快地让患者康复。其治疗手段基本同首次发作，可采用躯体治疗和心理治疗。躯体治疗包括精神药物治疗和电休克治疗（ECT），心理治疗包括认知疗法、行为治疗或人际关系治疗等。心理治疗常用于轻到中度抑郁患者；对于重度患者，应在其抑郁心境改善后，患者恢复了注意力和理解力时再进行。

在选用药物上，可首选前一次患者发作治疗中被证实有效的药物，如果足时足量使用后仍无效，可考虑换药。一般来说，如果患者的经济条件许可，从安全性角度考虑，一开始可用不良反应小的新一代抗抑郁药，如氟西汀、舍曲林、盐酸帕罗西汀、西酞普兰、万拉法新、米氮平等。但多次发作患者的治疗常常会较首发患者困难，故用新药无效时可用传统的抗抑郁药如阿米替林、氯丙咪嗪、马普替林等。不过，传统药物虽有较好的疗效，但不良反应较多，故应在专科医生的指导下服用。对于有严重自杀和自伤倾向的患者，不但应该及时住院治疗，还应采用电休克治疗（ECT）。对于体弱的或年长的患者，可采用改良电休克治疗（MECT）。

199. 有自杀倾向者如何干预

答：对于有自杀倾向者的危机干预措施大体分为心理干预、药物治疗和电休克治疗三种。

（1）心理干预：大多数的抑郁症患者在实施自杀行为前，内心都充满矛盾，这时非常希望得到别人的帮助。他们会对周围的亲朋好友倾诉自己活得很累、活得没有意义等，有人称这种现象为"自杀前的对外呼救"。在这个阶段，如果我们能及时发现这种"信号"，应耐心地倾听和体会患者的痛苦，尽量地引导患者多说话，让他（她）将内心的痛苦宣泄出来，并且不对患者所谈的内容进行过多的评价。这样一方面可以了解患者的内心想法，也能使患者感受到关怀和支持，可以延缓患者自杀的行为，为下一步的治疗赢得宝贵时间。

（2）药物治疗：当发现一个人在一段时间内（起码两周）情绪很低沉，并有消极悲观念头时，除了积极的心理干预外，还应将他（她）送到专科医院进行检查，如果确诊为抑郁症，他（她）就可以得到有专业知识的医护人员的帮助。一方面可以对患者很好地监护，严防自杀；另一方面，心理治疗和药物治疗双管齐下，促使患者早日康复。

（3）电休克治疗：对于药物治疗和心理治疗效果不好的难治性抑郁症患者，当其自杀企图很明显时，可以采用电休克治疗，也能很快消除患者的自杀意念，缓解抑郁症状。

200. 抗抑郁药能恢复性功能吗

答：许多抑郁症患者在抑郁发作时会出现性欲减退、性功能障碍等症状，男性可表现为性欲丧失、阳痿、早泄，女性则多见性冷淡、闭经。这是抑郁症的临床表现，是暂时的、功能性的，没必要为此伤心绝望。患者在接受正规的抗抑郁治疗后，精神症状会逐步改善直至消失，其性功能也会随之恢复。

如患者在抑郁症状消失后仍残留性功能障碍，就需要考虑其他一些因素，如药物的影响、躯体疾病的影响。选择性5-羟色胺再摄取抑制剂及许多内科药物也会导致暂时性的性功能障碍。如果正在使用5-羟色胺再摄取抑制剂，可改用对性功能影响小的药，比如米氮平。如果患有影响性功能的躯体疾病，则应治疗躯体疾病。

当然，患者配偶也应积极配合，促进患者性功能的恢复，不能以埋怨、威胁甚至是暴力言行对待患者，更不宜四处渲染，这样会加重患者的心理负担、自卑感、自责感和绝望感，不利于病情的康复。

201. 什么是重复经颅磁刺激治疗

答：重复经颅磁刺激（Transcranial Magnetic Stimulation,

rTMS）技术是在生物电磁学理论基础上发展起来的一门新医疗技术。它是根据法拉第电磁感应原理，通过强电流在线圈上产生磁场，然后让磁场无创伤地穿透颅骨进入大脑皮层，并在相应的皮层引起局部微小感应电流，改变大脑皮层的膜电位促使大脑皮层产生相关的生理效应，从而起到治疗作用。该技术问世以来，在全世界范围内广泛应用于精神领域对抑郁、幻听、神经性耳鸣、焦虑、睡眠障碍、强迫症等的治疗，在神经领域应用于神经损伤后的康复、帕金森病、癫痫病的治疗等。

202. 抑郁焦虑如何进行音乐治疗

答：音乐治疗是指选择具有治疗作用的音乐，以倾听欣赏和（或）歌唱演奏音乐的方式，达到治疗疾病和心灵创伤的目的。根据对人体的作用，音乐可分为镇静性、解郁性和兴奋性三类。解除忧郁的乐曲有《春天来了》《喜洋洋》，西贝柳斯的《悲痛圆舞曲》，李斯特的《匈牙利的狂想曲》；振奋精神的乐曲有《娱乐生平》《狂欢》《金蛇狂舞曲》等；镇静安神的乐曲有《春江花月夜》《苏武牧羊》，贝多芬的奏鸣曲，肖邦和施特劳斯的圆舞曲。

203. 抗焦虑药有哪些类型

答：用于抗焦虑的药物主要分为以下几类。

（1）苯二氮䓬类：此类药物有地西泮、阿普唑仑、氯硝西泮等。这类药物都具有抗焦虑作用和镇静作用，大剂量时有催眠作用，亦是有效的肌肉松弛剂和抗癫痫药物。其主要作用于大脑的网状结构和边缘系统，从而产生镇静催眠作用。

（2）氨甲酸酯类：如甲丙氨酯、卡立普多等。本类药物具有镇静和抗焦虑作用，可用于失眠症，主要用于神经官能症的紧张焦虑状态。

（3）二苯甲烷类：如盐酸羟嗪。本类药物具有镇静、弱安定及肌肉松弛作用，并有抗组胺作用，因而可用于治疗失眠。其主要用于轻度的焦虑、紧张情绪激动状态和绝经期的焦虑不安等。

（4）其他类：如谷维素。谷维素主要是调整自主神经功能，减少内分泌平衡障碍，改善神经失调症。其不仅能改善焦虑状态，对焦虑导致的失眠也有较好的作用。

除上述药物外，还有 β–肾上腺素能受体阻断剂、吩噻嗪类、三环抗抑郁剂、巴比妥类药物等，临床上有时也配合运用。

204. 氟哌噻吨美利曲辛片如何使用更合理

答：氟哌噻吨美利曲辛片是由氟哌噻吨和美利曲辛两种化合物组成的合剂，适合于治疗轻、中度抑郁和焦虑，也可用于神经衰弱、心因性抑郁、抑郁性神经官能症、隐匿性抑郁、心身疾病伴焦虑和情感淡漠、更年期抑郁、嗜酒及药瘾者的焦躁不安及抑郁。

用法用量：成人通常每日两片，早晨及中午各 1 片，严重病例早晨的剂量可加至两片，每日最大用量为 4 片。老年患者早晨服 1 片即可。维持量通常为每日 1 片，早晨口服。对失眠或严重不安的病例，建议减少服药量或在急性期加服轻度镇静剂。

用药注意：对美利曲辛、氟哌噻吨或本品中任一非活性成分过敏者禁用。禁用于循环衰竭、任何原因引起的中枢神经系统抑制（如急性酒精、巴比妥类或鸦片类中毒）、昏迷状态、肾上腺嗜铬细胞瘤、血恶病质、未经治疗的闭角性青光眼患者。不推荐用于心肌梗死的恢复早期、各种程度的心脏传导阻滞或心律失常及冠状动脉缺血患者。禁止与单胺氧化酶抑制剂同时使用。美利曲辛与单胺氧化酶抑制剂联合使用可能导致5-羟色胺综合征，症状包括发热、肌阵挛、僵硬、震颤、兴奋、慌乱、意识模糊及自主神经系统功能紊乱等。停止服用非选择性单胺氧化酶抑制剂14天后才能开始使用本品治疗，同样，单胺氧化酶抑制剂的治疗也应在本品停药观察14天后再开始。

205. 综合性医院为什么喜欢使用氟哌噻吨美利曲辛片

答：氟哌噻吨美利曲辛片常用于抑郁症与焦虑症的治疗或二者共病的治疗，起效时间比一般的5-羟色胺（5-羟色胺）再摄取抑制剂要快，通常2～3天即可起效，1周后效果更明显。这种药特别的地方在于它是一种复方制剂，即为氟哌噻吨和美利曲辛的复合物。氟哌噻吨是抗精神病药，低剂量时能选择性抑制突触前膜多巴胺（DA）自身受体，要达到一定剂量时才能阻断多巴胺 D_2 受体，起到抗精神病的作用。美利曲辛是一种三环类抗抑郁药，抑制5-羟色胺和去甲肾上腺素（NE）的再吸收，使突触间隙含量增高。另一方面，美利曲辛可对抗氟哌噻吨导致的锥体外系反应，两种药互相拮抗，使本药的抗胆碱作用较单用美利曲辛时弱。因此，氟哌噻吨美利曲辛片在临床表现为两种成分在治疗上的协同效应：既可以提高脑内突触间隙的DA、NE和5-羟色胺等多种神经递质的含量，从而调节中枢神经系统的功能，又使不良反应相互拮抗，抵消了不良反应。本药用量不大，有一定镇静、抗焦虑和抗抑郁作用，因抑郁患者常伴有焦虑症状，用此药可很快消除患者的焦虑症状，这也是它起效快的一个原因。

206. 阿普唑仑片如何使用更合理

答：阿普唑仑片主要用于治疗焦虑、紧张激动，也可用于催眠或作为治疗焦虑的辅助用药，也可作为抗惊恐药，并能缓解急性酒精戒断症状。

用法用量：①成人：抗焦虑：开始每次 0.4mg，每日 3 次，用量按需递增，每日最大量可达 4mg。镇静催眠：0.4 ～ 0.8mg，睡前服。抗惊恐：0.4mg，每日 3 次，用量按需递增，每日最大量可达 10mg。② 18 岁以下儿童：用量尚未确定。

用药注意：中枢神经系统处于抑制状态的急性酒精中毒者、肝肾功能损害者、重症肌无力患者、急性或易于发生闭角型青光眼发作者、严重慢性阻塞性肺部病变患者、驾驶员、高空作业、危险精细作业者应禁用或慎用。

207. 怎样应用氯硝西泮片最为合理

答：氯硝西泮片主要用于治疗失眠、焦虑，也可用于控制各型癫痫，尤适用于治疗失神发作、婴儿痉挛症、肌阵挛性、运动不能性发作及 Lennox–Gastaut 综合征。

用法用量：①成人常用量：开始用每次 0.5mg，每日 3 次，每 3 天增加 0.5 ～ 1mg，直到发作被控制或出现不良反应为止。用量应个体化，每日最大量不要超过 20mg。②儿童常用量：10 岁或体重 30kg 以下的儿童开始每日按体重以 0.01 ～ 0.03mg/kg 服用，分 2 ～ 3 次，之后每 3 日增加 0.25 ～ 0.5mg，至达到按体重每日 0.1 ～ 0.2mg/kg 或出现不良反应为止。

用药注意：孕妇、妊娠期妇女、新生儿禁用，疗程应不超过

6个月。

208. 为什么抑郁焦虑治疗用药类似甚至一样

答：抑郁情绪是抑郁症的核心症状，过度担心是焦虑症状的核心症状，抑郁和焦虑二者往往相伴发生，在治疗抑郁或焦虑时也要兼顾对方。所以，尽量选用可以同时治疗抑郁和焦虑的药物。

209. 抑郁症全程治疗好还是间断治疗好

答：由于目前抑郁症复发率高，故全程治疗好。抗抑郁治疗分三个阶段。

（1）急性期：为抑郁治疗的前3个月。急性期的治疗目的是使患者的抑郁症状逐步缓解直至完全消失，使患者能恢复正常的工作和生活。一般抗抑郁药在使用2～3周时起效，抑郁症状开始有所缓解。

（2）巩固期：经过急性期的治疗，许多患者由于症状明显缓解或消失，认为病已经好了，便自行停药，从而导致症状再发，这种情况被称为复燃。此时必须进一步抗抑郁治疗，称为巩固期治疗。巩固期是指抑郁治疗的第4～6个月，此阶段的药物剂量与急性期相同。

（3）维持期：即使经过前两个阶段，抑郁症复发的概率还是很高，维持期就是为防止抑郁复发而设定的。一般认为，首次发作需维持治疗6～8个月，剂量与急性期治疗的剂量相同，可以有效防止复发。如需终止维持治疗，应缓慢减量，以便减少撤药综合征。

210. 广泛性焦虑症如何选抗焦虑药

答：由于本病容易复发，治疗期一般不宜短于半年，有的病例需维持用药 3 ～ 5 年才能充分缓解。常用的药物有以下几类。

（1）抗焦虑药：目前临床主要应用苯二氮䓬类药物与丁螺环酮等，广泛性焦虑症可选用其中一种。

苯二氮䓬类药物具有缓解焦虑、镇静和增强睡眠的作用，可很快地控制焦虑症状，但由于药物依赖问题不能长期使用，一般症状恶化时才使用，有多种药物可供选择。一般来说，可用艾司唑仑、阿普唑仑、地西泮、劳拉西泮、氯硝西泮等。对广泛焦虑障碍的躯体症状的效果较其他药物为佳。长期大剂量使用可引起药物依赖及突然撤药时会出现戒断症状是这类药物的主要缺点。惊恐发作时，立即肌注或舌下含化劳拉西泮（氯羟安定）2 ～ 4mg，或地西泮（安定）10mg 静脉缓慢注射。

丁螺环酮是一种非苯二氮䓬类的抗焦虑药，起效较苯二氮䓬类慢，但较少产生药物依赖和戒断症状，因而较适合长期使用。

（2）抗抑郁药：抗抑郁药不仅有抗抑郁作用，也有抗焦虑作用，且无依赖性，可作为苯二氮䓬类的替代药物长期使用，其中包括三环类（TCA）、选择性 5- 羟色胺再摄取抑制剂（SSRIs）、去甲肾上腺素和 5- 羟色胺双重摄取抑制剂（SNRIs）、去甲肾上腺素和特异性 5- 羟色胺受体拮抗剂（NaSSAs）等。TCAs 对负性情绪和认知症状较苯二氮䓬类为佳，但对躯体症状效果不佳，常用药物为丙米嗪。值得注意的是，SSRIs 和 SNRIs 初期使用时会一过性加重焦虑，故开始使用时需谨慎，或治疗的前几天与苯二氮䓬类药物合并使用。此外，不良反应较小的 SSRIs（如氟西汀、帕罗西汀等）或其他新型药物（如文法拉辛、噻奈普汀等）效果较好，同时还能缓解患者的抑郁心境，也可选用。阿米替林、多塞平是价廉物美的药物，因其产生抗焦虑作用时的剂量较抗抑郁作用时低，故相应的抗胆碱能不良反应很少。如不良反应较明显或患者有自伤倾向，应使用不良反应较小、即使过量服用也无明显不良反应的新型抗抑郁药物。

（3）β-受体阻滞剂：通常用于控制严重持续的心悸，而其他抗焦虑药物通常对该症状无效。在使用时必须注意药品说明书中的注意事项及禁忌证。

211. 惊恐障碍可选用哪些药物

答：

（1）选择性 5-羟色胺再摄取抑制剂（SSRIs）：被推荐作为治疗合并或不合并广场恐惧症、重症及需长期治疗的惊恐障碍的一线药物。目前常用的 SSRIs 有以下 6 种：帕罗西汀、西酞普兰、氟西汀、艾司西酞普兰、氟伏沙明和舍曲林。其不良反应与三环类相比较小。为了尽量减少开始服药的初始焦虑及不良反应的发生，推荐起始剂量低于治疗剂量，药物的起效在应用药物几周后。SSRIs 有一些常见的不良反应，包括头痛、恶心、嗜睡、性功能障碍和体重增加，有些不良反应是短暂的，而其他的可能持续整个治疗过程。

（2）5-羟色胺和去甲肾上腺素再摄取抑制剂（SNRIs）：在现阶段推荐的可用于治疗惊恐障碍的 SNRIs 中，文拉法辛是唯一一个没有系统数据支持而仍然在使用的药物。文拉法辛与 SSRIs 的不良反应类似，但它有较好的耐受性。然而，部分患者可能会因为服用此药物后而出现与剂量有关的持续性血压升高。

（3）三环类抗抑郁剂（TCAs）：临床研究已经证实在治疗惊恐障碍中，氯米帕明与 SSRIs 有相似的作用，而相对于氯米帕明与 SSRIs，丙咪嗪的抗惊恐作用较弱，这可能与它对 5- 羟色胺系统的作用较弱有关。因耐受性与安全性较 SSRIs 差，在惊恐障碍的治疗中，三环类药物被当作二线药物使用。这类药物有很多不良反应，它对毒蕈碱受体、肾上腺素能 A_1 受体和组胺能受体都有拮抗作用。对于惊恐障碍患者，相比于 5- 羟色胺能作用，三环类抗抑郁剂有更多的去甲肾上腺素能作用。比如，地昔帕明和马普替林的去甲肾上腺素能作用较强，但在此类药物中治疗惊恐障碍的作用是最弱的，这证实了 5- 羟色胺系统在惊恐障碍治疗中的关键地位。

（4）苯二氮䓬类（BDZs）：高效价的 BDZs，如氯硝西泮和阿普唑仑，经证实都是治疗惊恐障碍有效的药物。它们起效迅速，有较高的耐受性，易被病患接受，被广泛运用于惊恐障碍的治疗中。但相比于其他治疗惊恐障碍的药物，BDZs 仍然有某些缺点。因其过度镇静、疲乏、软弱无力、记忆认知损害、高危的耐受性、依赖和滥用等不良反应，诊疗指南限制 BDZs 的使用。相比于单用 SSRIs，BDZs 联合 SSRIs 可以在治疗第 1 周就加快应答反应，同时减轻初始的焦虑增加。但在治疗几周后的疗效比较中，两种疗法并无差别。而在对合并抑郁或者物质所致精神障碍患者的单一疗法中，相比于 BDZs，SSRIs、SNRIs 及 TCAs 均具有更好的疗效。

此外，米氮平是一种去甲肾上腺素能和特异的 5- 羟色胺能药物，它通过阻断肾上腺素能 A_2 受体而增加去甲肾上腺素能神经的传导，并激动去甲肾上腺素能 A1 受体和阻断 A$_2$ 异受体而发挥加强 5- 羟色胺能的传导作用。一些初步、非控制条件的研究显示米氮平有良好的应答率，而另外一些对照研究提示米氮平与帕罗西汀、氟西汀有相似的效能。

212. 焦虑症如何心理治疗

答：焦虑症的治疗方法有很多，心理治疗是很有效的一种方法。

（1）增强自信：自信是治愈神经性焦虑的必要前提。一些没有自信心的人，对自己完成和应付事物的能力怀疑，夸大自己失败的可能性，从而忧虑、紧张和恐惧。

（2）自我反省：有些神经性焦虑患者因对某些情绪体验或欲望进行压抑，但这些体验或欲望其实仍潜伏在意识中，由此便产生了焦虑。发病时患者只知道痛苦焦虑，而不知原因。在这种情况下，患者必须进行自我反省，把潜意识中引起痛苦的事情诉说出来，必要时还可以发泄，一般发泄后症状即可消失。

（3）自我松弛：即从紧张情绪中解脱出来。患者在精神稍好时，想象种种可能的危险情景，让最弱的情景先出现，并重复出现，这样患者慢慢地便可以想到任何危险情景都不会再体验到焦虑。

（4）自我刺激：焦虑性神经症患者发病后，脑中总是胡思乱想，坐立不安，百思不得其解，痛苦异常。此时，患者可采用自我刺激法，转移自己的注意力。如在胡思乱想时，找一本有趣的、能吸引人的书读，或从事紧张的体力劳动，让自己忘却痛苦的事情。这样就可以防止因胡思乱想而再产生其他病证，同时也可增强患者的适应能力。

213. 如何停服抗抑郁焦虑药才可避免症状反复

答：抑郁症是一种有复发倾向的慢性疾病，如果治疗不充分，症状容易反复。所以不能骤然停药，而应缓慢撤停，即采取逐步减量法，这样就可以达到有效预防撤药综合征的目的。撤药过程中患者要有耐心，每 5 ～ 7 天减量 1 次，每次减量 1/3 或 1/2，用 2 ～ 3 周的时间完全停用药，这样不仅可以防止撤药综合征的发生，还可降低病情复发的可能。

抗抑郁焦虑药的停药评判标准：服用抗抑郁药、抗焦虑药时间足够疗程，一般需达一年半以上；抑郁焦虑症状基本得到改善，情况稳定；药物逐渐减量仍能保持疗效，没有出现复燃。

214. 双相障碍的药物治疗原则

答：

（1）急性期治疗：目的是控制症状、缩短病程，急性期治疗时间为 6 ～ 8 周。

（2）巩固期治疗：目的是防止症状复燃、帮助患者恢复社会功能，药物剂量同急性期。通常巩固期治疗时间为 4 ～ 6 个月，躁狂或混合发作者的巩固治疗时间为 2 ～ 3 个月。可配合心理治疗，以防止患者自行减药、停药。

（3）维持期治疗：目的是防止复发，维持患者社会功能良好，提高患者生活质量。维持治疗时间通常为 2 ～ 3 年，药物剂量接近或低于治疗剂量。应教育患者及家属了解复发的早期表现，以便他们自行监控、及时复诊。

215. 双相障碍如何选用相应的药物治疗

答：

（1）躁狂发作的治疗：治疗用药首选锂盐，常用碳酸锂，但综合性医院药房一般不备此药，可用抗精神病药，如氯氮平、氯丙嗪、氟哌啶醇、喹硫平等，对躁狂均有佳效。对过度兴奋或伴有妄想、幻觉等精神病性症状的患者，常需锂盐与抗精神病药同时使用。一旦精神病性症状得到控制，即逐渐撤除抗精神病药，只以锂盐来维持情绪平稳。

锂治疗无效者可改用卡马西平、丙戊酸钠或氯硝西泮，药物治疗反应不佳者也可考虑电抽搐治疗。

（2）抑郁发作的治疗：习称"双相抑郁"。由于抗抑郁药可能诱发躁狂，因此对双相抑郁的处理策略与单相抑郁略有不同。抑郁较轻时，可单用锂盐抗抑郁；抑郁较重时，抗抑郁药和锂盐应同时用，将血锂水平在 0.4 ～ 0.8mmol/L 即可。一旦抑郁症状缓解，应及早停用抗抑郁药，单用锂盐维持治疗。

安非他酮、喹硫平和拉莫三嗪对双相抑郁有较好的疗效，可作为首选。安非他酮比其他抗抑郁药较少诱发躁狂发作，可单用或与锂盐合用治疗双相抑郁。安非他酮、喹硫平具有稳定心境作用，单用或合用抗抑郁剂尤其适合伴有精神病性症状、焦虑和失眠的双相抑郁患者。拉莫三嗪治疗双相抑郁疗效较好，尤其对预防复发疗效好，可作为双相抑郁急性期、巩固期和维持期治疗的一线用药。另外，综合性医院有时常选用丙戊酸钠和卡马西平作为情绪稳定剂使用。

（3）快速循环型的治疗：此型治疗起来颇为棘手，单用锂盐疗效并不理想，抑郁期用抗抑郁药容易诱发躁狂，加速循环发作，故即使是抑郁期也不主张用抗抑郁药。拉莫三嗪对快速循环型有较好的疗效。锂盐合并用卡马西平或丙戊酸镁缓释片，持续使用数月后也可取得较好效果。待患者情绪平稳后，再按原量服3个月，以后逐渐减量进入维持治疗期。维持治疗的剂量约为治疗量的一半，维持治疗至少两年，两年内未再发作可试行停药。

216. 双相障碍适合在综合医院治疗吗

答：不适合。双相障碍具有患病率高、复发率高、自杀率高、共病率高等特点，临床症状复杂，在不同或同一时期出现躁狂或抑郁发作，或混合发作。双相障碍在综合医院存在诊断率低、常被误诊为单相抑郁的现象。处于急性期的双相患者临床会出现躁狂发作，具有攻击性、激越和敌意症状，此时患者需要转至专科医院治疗，快速控制症状。只有病情许可且能依从治疗，或有可靠监护人能保证治疗顺利实施，或经住院治疗已完全缓解1个月以上，或已处于维持治疗阶段的患者才能考虑在综合医院治疗。

217. 治疗双相障碍有哪些情绪稳定剂

答：

（1）标准情感稳定剂：锂盐、双丙戊酸、丙戊酸钠、卡马西平（酰胺咪嗪）或奥卡西平。

（2）候选情感稳定剂：拉莫三嗪、托吡酯、加巴喷丁等。

（3）其他：奥氮平、喹硫平、阿立哌唑、齐哌西酮、利培酮等。

　　此外，有时也将以下两种药物当作情感稳定剂使用：①氯氮平：部分难治性双相躁狂或抑郁病例只有用氯氮平才能控制症状和预防复发。②舒必利：对抑郁疗效较好，对躁狂疗效稍差，尤其是小剂量的时候，甚至会诱发躁狂。大剂量对躁狂疗效较好，个别难治性躁狂患者只有用舒必利才能治好。

三、调护篇

（一）中医调护

扫码听书

218. 中医对郁病的调护之道有哪些

答：《灵枢·本神》云："愁忧者，气闭塞而不行。"因此，郁病调护之道在于：①藏精：中医学认为，肾是生命之本、封藏之本，人的生、长、壮、老、死都与肾气密切相关。所以，保护肾精就是保全真气。②守神：中医十分注意养神，主张"恬淡虚无"，强调"精神内守"，反对贪妄，忌讳纵欲，认为喜怒不节、七情过极都是损害健康的主要因素。主张少欲，要求情志调和，精神愉快，使形神不离。这是郁病调护的重要因素。③法时：中医强调郁病调护一定要顺应四时，即"脏气法时"，要遵循四时交替。因为人与天地是相适应的，故要"四气调神"。

219. 中医如何通过调神消除抑郁焦虑情绪

答：一个重要方面就是清静养神、精神内守，"清静"是指精神情志保持淡泊宁静的状态，"内守"可使人的内部环境达到协调与统一。调神摄生贵在静养，这种思想源于老庄道家学说。清静养神有利于防病祛疾，促进健康，抗衰防老，益寿延年。清静养神和精神内守可从以下几方面入手。

（1）清心寡欲：中医学认为，妄思嗜欲出于心，嗜欲不止就会扰动心神，故老子提出"少私寡欲"，减少对名利和物质的嗜欲。降低嗜欲，就能减轻思想上不必要的负担，襟怀坦荡，有助于心神的清静内守，保持身心健康。

（2）神用专一：要做到精神内守，仅仅清心静神是不够的，还要合理用神，即凝神敛思。所谓凝神，即心神专注，不散乱、不昏沉；所谓敛思，即专心定志，志向专一，排除杂念，驱除烦恼。合理用神，使神用专一而不杂，动而不妄动，同样可收到精神内守的效果，有益于身心健康。

（3）处世达观：为人处世要豁达开朗，不为那些非原则性的无端琐事而烦恼焦躁。精神养生的另一个重要方面就是"修性养德"，怡养情志，保持心情舒畅乐观，建立健康人生理念、高尚的道德情操，对生活充满希望和乐趣，是保持健康心理的基石。

（4）修性怡神：这里的"性"是指人的性格和情操。中医学认为，性格豁达、开朗乐观是人生不可缺少的修养，也是预防疾病、益寿延年的重要因素。因此，养生家都强调"养生莫若养性"。现实生活中，高寿之人大多性格开朗，情绪乐观。相反，急躁、焦虑、忧郁和愤怒的性格常常是产生疾病的土壤，甚或是早夭的原因。

（5）寄托精神：工作之余兴趣广泛，寄情于丰富多彩的休闲生活，亦有益于颐养心神，此即所谓"以动养静"之法，即发展兴趣爱好是消除孤僻郁闷的好办法。

人的精神健旺，机体适应环境和抵抗疾病的能力就会大大增强，从而起到防病的效果。

220. 中医调护郁病遵循哪些原则

答：

（1）起居护理：起居室应整洁干净、设施简单、温度适宜、明亮通风，以宽窄适中为好。按患者的性格及喜好摆放室内装饰及物品，尽量使患者感到赏心悦目。

（2）情志护理：因郁病的发生多由郁怒、思虑、悲哀、忧愁等情志激变或积累所致，故郁病患者进行情志护理十分重要。医护人员及家属应做细致的思想工作，关心患者疾苦，调动患者的积极情绪，解除思想顾虑，正确对待客观事物，必要时做好患者家属工作，使患者及家属心情开朗、精神愉快，他们才能配合治疗，疗效才能显著。

（3）饮食护理：饮食原则为清淡、易消化、营养丰富，多吃米、面、新鲜蔬菜、水果等，可以素食为主。郁久多化火伤阴，故郁病患者应少食辛辣刺激、肥甘黏腻的食物，香燥之品应慎用。

221. 什么是郁病的慢调护

答：慢下来，才能静得下来；静下来，心跳、呼吸才能慢下来；心跳、呼吸慢下来，生命活动才能节约能量消耗，达到保护阳气和阴精的目的。精气足则气血周流畅通，郁病自除。

郁病的慢调护关键在"心慢"。心要慢，也就是神要慢，只有心先慢下来，气相顺接，生命的节奏才能慢得下来。所以，心该慢的时候一定要放慢。有些时候，就是要放心，只有放心，才可能养心解郁。

222. 如何配合静坐消除抑郁焦虑情绪

答：中医理论认为，养生的第一要务在于养神，而静坐是养神的最好方法。它可以有效缓解焦虑情绪，平复心情，增加自己的内控程度。研究证实，有静坐经验的人在突然受到刺激的时候，虽然其心跳一样会改变，但是却更加容易恢复正常的心跳。

静坐时，应该保持端坐的姿势：大腿平放，小腿保持垂直，双肩下垂，双腿自然的分开，双手放在扶手或者膝盖上，同时将腰带松开，让全身的肌肉都能够得到放松。注意保持背部伸直，下颌微收，头颈正直。

静坐较适合症状较轻或症状持续时间短的抑郁焦虑患者，如果静坐疗效不佳，最好寻求专科医生进行药物干预，待病情缓解之后配合静坐疗法，会达到更好的治疗效果。

223. 太极拳和五禽戏适合抑郁焦虑患者吗

答：适合。体育锻炼可提高肾上腺髓质分泌儿茶酚胺的能力，儿茶酚胺增多能缓解抑郁症状。另外，体育锻炼可通过释放β-内啡肽改善人体中枢神经的调节能力，提高机体对有害刺激的耐受力，令人感到镇静和快乐。同时，作为一种转移注意力的方法，运动可以起到充实生活的作用。

太极拳和五禽戏不仅注重身体的锻炼，更强调精神和心理素质的修养，其核心思想是形神兼备、松静自然，并注重集体锻炼。练习者需要排除一切杂念，集中意念，平心和气，达到"无我无欲"的境界。此过程实际上是一种调节与锻炼心理的过程。

因此，通过一段时间的练习，练习者能较容易地控制自己的情感，缓和自己的情绪。太极拳在练习的过程中强调调整呼吸，气息的调理就是肺功能的调理，肺功能健全，其"宗气"充足，对其他脏腑功能起到良性影响。有关研究表明，调息会改变人的心理状态，养生调息能提高人体生物电流和机体活性，改善体质，使脑细胞电活动高度有序化。

同时，在运动中的相互交流能让患者身心得到放松，既可以使他们心情愉快、避免感到孤独，又可以促进人际关系的协调发展，从而提高他们的社会适应能力。练习时辅以音乐可增强放松效果。

抑郁焦虑患者长期进行太极拳、五禽戏等运动，可有效地促进身心健康，增强生活幸福感，从而降低抑郁焦虑水平，提高生活质量。

224. 抑郁症患者如何练太极拳保健

答：

（1）排除杂念：抑郁症患者练习太极拳时，尽量摒除一切私心杂念，使头脑清静，全神贯注地用意念指导肢体动作。

（2）全身放松：全身放松不意味着松胯松腰，而是全身做到不紧张即可，同时要注意沉肩坠肘。全身放松能够使经络通利而气血畅达。

（3）气沉丹田：练习时要做到含胸拔背，即胸略内含而微屈，脊背伸展。含胸拔背能够使气沉于丹田，继而运行于脏腑。

（4）呼吸均匀：练太极拳讲求呼吸，要求呼吸均匀、深长而轻柔，使血脉畅达而贯通。

（5）肢体协调：抑郁症患者练习太极拳时，应做到手、足、腰协调一致、浑然一体，使全身上下畅达而经脉贯通。

（6）以腰为轴：腰是练习太极拳中全身动作的中轴，要始终保持正直、挺立，但不得僵硬，将力量注于双腿。

（7）轻柔自如：太极拳的动作要求轻柔连绵、自然流畅，不要用僵拙之力练拳，讲求用意而不用力。

225. 推拿按摩能治愈抑郁焦虑吗

答：不能。按摩治疗通过特殊的穴位按摩，达到调理气血、舒缓情志的目的，对心理精神的作用主要为以下几个方面：①放松紧张，稳定情绪。②改善睡眠，消除疲劳。③调节功能，解除障碍。推拿手法作为良性的物理刺激，通过神经系统的反射和经络系统的调解作用，对神经衰弱患者焦虑不安、烦躁易怒等症状具有明显疗效。

虽然推拿按摩对抑郁焦虑有改善的作用，但是患者体内5-羟色胺的变化不大，治疗效果不明显。抑郁焦虑表现出的躯体不适只是症状之一，仅仅改善躯体症状是治标不治本。

226. 形神合一的整体观指什么

答：人的精神和形体是不可分割的统一体，中医学在肯定形体决定精神的同时，也重视和强调精神反作用于形体，这就是"形神合一"观。传统健身运动虽以活动肢体（动形）为先，但同时也不忘调神息。一方面，练形本身内含调神之意；另一方面，健身运动在活动肢体的同时也不忘神气的调摄。太极拳等功法在动形的同时要求意念内存，精神专注，神气内守，有利于形体的健壮和康复。因此，在养生中既要重视练形又要强调调神，注重形神共养、动静结合。形动有助于心静，心静亦有益于形动，两者兼顾，相得益彰，延年益寿。

227. 如何保持心理健康

答：我们要培养健康的精神、稳定的情绪，才能避免精神极端化、心理过度波动和情感不稳定。根据中医怒伤肝、喜伤心、思伤脾、忧伤肺、恐伤肾的观点，精神心理保健是保证人体健康的一个重要环节，那我们应该怎么做呢？

（1）调摄情志，平衡心理：调节情志，避免、消除剧烈持久的情志刺激，保持心情舒畅是养生长寿的重要手段。具体方法有二：①移情克盛法。移情克盛法是根据五志相克的理论，通过七情中和来调理情志。心属火主喜，肾属水主惊恐，水克火，故惊恐可以克喜；脾属土主思，肝属木主怒，木克土，思虑太过，盛怒能抑制之；肺属金主悲忧，心属火主喜，火克金，悲忧太过，喜能抑制之。②自我克盛法。自我克盛法是人们加强自身修养，用五志（七情）中和的方法来调理情志。可将心中的悲伤不快向自己的伴侣或知心朋友倾诉，而使自己心情舒畅。

（2）修养德行，笑口常开：笑是人类特有的本能，笑是保持乐观情绪的好方法，怎样才能有发自内心的笑口常开呢？要遇事不斤斤计较，充满爱心，敬老爱幼，待人宽容，乐观处事，乐于助人。另外，还可以发展兴趣爱好，全身心地投入其中，享受其间的乐趣，既能增长知识，又能广泛交友。

228. 七情是如何伤身的

答：七情是指喜、怒、忧、思、悲、恐、惊七种情志活动，情志过极就会伤身。

（1）喜：即欢喜、高兴。愉悦的心情在一定程度上来说对人体是有益的，但如果是突然的狂喜，喜则气缓，就会心气涣散。心主血脉，心气虚则不能行血，血运无力导致血液瘀滞于心脉，易出现心悸、心痛、中风，甚至死亡。

（2）怒：即生气。暴气暴怒，怒则气上，就会导致肝气不舒、上犯头目，出现头胀头痛、面红目赤、肝区疼痛、烦躁易怒，甚至打人毁物。或者气极反静，不言不语，俗称"生闷气"，这更有害健康，重者会因气厥而四肢抽搐，甚至昏厥死亡。

（3）忧：即忧愁、苦恼。忧虑太过，忧则气乱，因气机紊乱而导致脏腑功能失调，出现心悸、胃痛、食欲减退、失眠等种种不适。

（4）思：即思虑。中医学认为"思则气结""脾在志为思"，故过度思虑最易伤脾气。脾胃运化失职，就会造成食欲减低、胃脘胀满、腹胀腹痛等不适。

（5）悲：指悲伤。遇到难过的事情，因悲伤而哭泣是人们正常的情感反应。中医学认为，悲则气消，悲哀太甚或时间过长则会消耗肺肾之气，出现气短、心悸、胸闷，在精神上表现为意志消沉、悲观厌世。

（6）恐：指恐惧不安、心中害怕。"恐"常由内生或由惊转变而来。"恐则气下""恐伤肾"，恐惧过度则消耗肾气，使精气下陷不能上升，升降失调而出现大小便失禁、遗精、滑泄等症，严重的会发生精神错乱、癫病。

（7）惊：指惊吓。"惊则气下"，受惊的人会出现大小便失禁。经常受惊会损伤人的胆气，使人的胆子越来越小，即使受到外界的一点刺激都会让人心惊胆战，变成"惊弓之鸟"。

229. 郁病患者适合哪些药膳

答：药膳疗法是在中医理论指导下，用中药和食物合理组成膳食，能够取得养和疗的双重效果。对不同证型的抑郁焦虑患者，可针对性选择不同药膳。

（1）内热阴虚型：患者多表现为行为迟缓、思维减退、疲懒、口干舌燥等，选用玉竹柏子汤。此汤的作用是养神安心，主要材料有玉竹、柏子仁。将先玉竹 30g、柏子仁 15g 放入砂锅炒5 分钟，然后加水煎煮 35 分钟，过滤，饮用。

（2）气郁化火型：选用莲子猪心清肝泻火。主要材料有炒决明子 15g，猪心 1 个，莲子 100g，盐少许。先将炒决明子煎汤取汁，再将猪心切片，和带心莲子一起放入汁中，同煎做羹，加盐调味。

（3）肝气郁结型：选用橄榄萝卜饮疏肝理气解郁。主要材料有橄榄 300g，萝卜 500g。将橄榄与萝卜放入锅中，加入 1000g水，中火烧开后改文火煮 15 分钟即可饮用。

（4）内热雍盛型：患者多表现为头晕头痛、烦躁不安、失眠、心慌等，选用麦天母膏。此方作用为安神养心，主要材料有麦冬、天冬、知母、川贝母。先将麦冬 50g、天冬 50g、知母 25g煎煮取汁液，然后将川贝母 25g 放入其中，用小火煎煮 20 分钟左右，加入冰糖。

（5）抑郁扰神型：选用天麻鳙鱼。鳙鱼本就是具有抗抑郁作用的食物，加入有潜阳平肝作用的天麻，可以起到改善失眠早醒、头昏脑涨、心境低落、抑郁紧张等症状的效果。将天麻 5g、鳙鱼 50g 放入锅中，添加适量清水，加入适量葱、姜、盐、味精、料酒，用中火熬至少 30 分钟，待汁液黏稠便可食用。

230. 缓解郁病的药饮有哪些

答：

（1）肝郁气滞型的人常多愁善感，无故伤心流泪，生闷气，妇女往往会出现乳房胀痛、月经失调等症状。建议选用：①佛手玫瑰茶：薄荷 5g、佛手 10g、玫瑰花 5g，用开水冲泡代茶饮。②合欢饮：合欢花、白蒺藜、香附各 10 ～ 15g，香橼皮 5 ～ 10g，佛手、甘松、甘草各 3 ～ 5g，用水煎服。③理气饮：薄荷叶 7 ～ 8 片，紫苏叶 5 ～ 6 片，鳙鱼 1 条，将以上两药与鳙鱼一起水蒸，喝汤食鱼肉，可以疏肝理气。

（2）肝火旺盛型的人脾气大，情绪容易激动，常口干舌燥、睡眠不佳、身体闷热、排便不畅或大便黏腻。建议选用：①夏枯草菊花茶：夏枯草 8g、金银花 10g、菊花 10g，用开水泡饮。②安神汤：酸枣仁 12g、首乌藤 30g、鲜百合 50g、丹参 15g，水煎服，可滋阴养血、清心安神，有失眠、心慌、胸闷等症状的抑郁症患者可以选用。

（3）肝阳上亢型的人暴躁易怒，经常面红目赤、头部胀痛、腰膝酸软，多见于高血压患者。建议选用决明子槐花茶：决明子 20g，枸杞子 10g，菊花、槐花、绿茶各 5g，用开水泡饮。

（4）肝郁脾虚型的人情志抑郁，爱生闷气，同时伴有腹胀肠鸣、食欲减退、大便偏稀等症状。建议饮用：①茯苓薄荷茶：佛手 10g、茯苓 10g、陈皮 10g、薄荷 5g，用开水泡饮。②佛手金柑饮：佛手 3 ～ 5 片，金柑 3 ～ 5 枚，用开水冲泡代茶饮，可缓解心情不畅、咽喉异物感、食欲不佳等症状。

231. 郁病患者煎服药需注意什么

答：为了最大限度地发挥中药的作用，煎药方法和服药时间十分关键。煎药应严格掌握的时间和火候，矿石类重镇安神药要先煎，并根据患者的病情和具体情况做好服药指导。郁病患者多服用镇静安神、健脾疏肝之剂，宜在中午及夜晚入睡前半小时服用。同时，注意药物间的相互作用及服药期间的饮食和生活宜忌，中药汤剂一定要温暖、慢服，切忌顿服。

232. 如何为郁病患者营造健康宣教氛围

答：郁病患者自杀率高，需要对家属讲明自杀风险并签署知情谈话记录，并时刻评估患者自杀风险率，防止患者自杀。应督促患者服药并参与整体治疗，多与患者接触交流，给予鼓励与支持，帮助他们树立信心，积极疏导其消极情绪，对其治疗中的病情反复及不适应症状耐心地进行解释说明，尽量满足患者的合理要求，督促患者参与社会活动，改善其生存质量。

233. 郁病住院患者能参加哪些文化活动

答：郁病患者可于晴天的上、下午在户外活动各 1 小时，阴天在室内跑步机上运动 0.5 ～ 1 小时，有知识文化患者可在治疗间隙抄书或报纸，无知识理解能力的患者下跳棋、打麻将或手工编织，在冬天开展辨证施灸。患者在输液或娱乐时可观看动画片，晚饭后病房有针对性地播放音乐，如《孤独的牧羊人》《小夜曲》《圣母玛利亚》《江南好》等乐曲。患者睡前洗澡或泡脚，并指导患者家属进行按摩助眠。

234. 如何对待不同证型的郁病患者

答：

（1）肝气郁结证：对患者要尊重、同情，在感情上给以支持、理解，使患者充分抒发自己心中的不满及郁结。病区环境要布置得雅静舒心，可适当摆放花草，播放些轻音乐。

（2）气郁化火证：对患者要有耐心，对患者有时蛮横不讲理的表现要理解，避免正面冲突。病区环境要布置得雅静舒心，宜空旷、通风。

（3）痰气郁结证：注意加强对患者行为和思想的监控，对患者的作息时间必须做出硬性规定，要以开朗的情绪去影响患者，唤起其兴趣和信心，用安慰性的语言进行针对性劝解，鼓励患者积极参加活动以转移其注意力，如散步、打太极拳等。

（4）心神失养证：需避免刺激患者，给予患者关心和支持，对患者多疑易惊、喜怒无常等表现多忍耐，多给予开导、疏解。

（5）心脾两虚证：以稳定患者情绪为主。此类患者易多愁善感，情绪低落，甚至出现自杀倾向。为防止出现意外，护理人员应首先与患者建立良好的人际关系，取得其信任，对患者每一个反常现象都要追踪观察，同时加强行为和思想监控。病房保持安静、温暖、避风和向阳。

（6）心肾阴虚证：该类患者病程长、自信心低、易出现自杀倾向，护理原则以怡情易性为主。注意加强患者的自信心，减少负性情绪刺激，多鼓励，帮助其回顾自己的优点。宜把患者安排在环境安静、护理人员易观察、不易受惊吓的房间。

235. 如何运用五行生克制化规律选用音乐调护郁病

答：肝郁通常易化火，产生烦躁、失眠等症状，治以清肝胆火、滋补肾水。可选用羽调式音乐，其风格清纯、凄切、哀怨、苍凉、柔润，具有"水"之特性，通于肾，五志中属于恐，如《船歌》《汉宫秋月》等，能镇静安神，可用于烦躁、失眠等症。同样，"见肝之病，知肝传脾"，肝郁气滞患者多有不思饮食、神疲乏力等脾胃症状，木克脾土，故应先实脾，以防传变。可选用宫调式音乐，其风格悠扬、沉静、庄重，如"土"般特性，通于脾，五志中属思，如《月儿高》《平湖秋月》等，对于多思多虑、纳差的患者具有一定调节作用。另外，欣赏明快的徵调音乐可以调节患者悲观、抑郁的心情，或运用金克木、以悲制怒的方法，选择苍凉、凄楚的商调式民歌来制约大怒产生的肝气上逆等症。还可运用宫调音乐，以土克水，能有效地缓和惊恐，使情绪趋于安宁。

236. 中医如何防治抑郁症的不良反应

答：

（1）抗抑郁药物会引发白天嗜睡，中医方面可以配针灸，并辨证使用一些补益气血、健脾化痰及醒神开窍的方药。

（2）抗抑郁药物会引发其他身体症状，比如便秘、胃肠道不适、视物不清等。若患者口干口苦，辨证使用藿香正气口服液、上清丸，或者施以清胃热、滋阴补肾之品，常用玉女煎或者镇肝熄风汤等；若便秘，施以清热、润肠通便之麻子仁丸或大承气汤之类的方剂；若视物不清，肝阴不足者可施以清肝明目之方，常用一贯煎或杞菊地黄丸等。

（3）抗抑郁药物的不良反应还包括性功能障碍，有许多抗抑郁药对性功能都有影响，如抑制勃起、射精和性高潮等。针对该不良反应，可以辨证使用中成药肾气丸、六味地黄丸或者金水宝等。

（4）有些抗抑郁药物还会引起失眠，其中氟西汀最为多发，故建议一般在早上服用。同时，施以按摩、针灸，使患者全身心地放松；或者使用宁心安神之方药，如安神定志丸、酸枣仁汤等。

（5）抗抑郁药物会造成体重增加，遇到该类患者时，要与患者做好解释沟通，并嘱其少食多动。同时，可辨证使用健脾祛湿、化痰理气之中药，常选参苓白术散、涤痰汤之类。

（二）西医调护

扫码听书

237. 为什么说抑郁焦虑是"精神感冒"

答：

（1）抑郁焦虑就像感冒一样普遍，每个人都有可能患上。

（2）抑郁焦虑具有一定的自愈倾向，与感冒类似，不治疗的情况下，抑郁焦虑症状也有可能会有所缓解甚至短暂消失。

（3）同样容易反复发生，尤其是在患者内心抗压能力低下的情况下（感冒发生在机体抵抗力下降时）。

抑郁焦虑与感冒具有相似性，而抑郁焦虑是精神性疾病，故抑郁焦虑常被称为"精神感冒"。

238. 预防抑郁焦虑的措施有哪些

答：

（1）社会心理因素的支持：单相抑郁症或焦虑症的发生与患者的个性类型有关，其性格多存在软弱、急躁、多愁善感、过分追求完美等特点中的某一点，当遇到不良的心理社会因素时易被诱发。对于这类患者，应在与患者的交谈中了解其致病因素，同时与家属共同鼓励患者正确认识和应对遇到的心理社会问题与危机。对于双相抑郁症患者而言，其家庭和社会的支持对预防复发也有非常积极的作用。家庭和社会应尽可能为患者解决工作或生活存在的困难与问题，创造轻松愉快的环境，解除或减轻其心理负担。

（2）药物维持治疗：抗抑郁药物的维持治疗对预防抑郁症的复发起很大作用，尤其对于双相抑郁症患者。一般说来，首次发作的巩固治疗应持续 3～6 个月，维持治疗 4～6 个月，而复发的患者（尤其是 2 年内复发）应维持服药 2 年以上，甚至 3～5年，多次复发者甚至要终身服药。对于抑郁与躁郁交替发作的患者，可选择碳酸锂及其他情绪稳定剂等药物合并使用。

（3）专科就诊：伴有躯体疾病的抑郁症患者应去专科医院就诊，请专科医生认真鉴别躯体与抑郁的关系。除同时治疗之外，还应分清二者主次，使治疗更有针对性，让患者更快地康复。

当然，患者还可以考虑适当增强自身的内心抗压能力，犹如增强机体的抵抗力预防感冒一样，来预防抑郁焦虑的出现。

239. 如何预防小孩子患抑郁症

答：

（1）家庭关系要和睦：家庭稳定，家庭气氛轻松愉快，以及亲子关系密切，对儿童心理发展会产生良好的影响。

（2）正确定位对孩子的期望：较多家长不顾孩子的实际能力，要求过高，这样会使孩子长期处于过大的学习压力之下，容易发生情绪和行为障碍。因此，家长应根据孩子的能力、兴趣、爱好，给孩子定一些比较切合实际的、有把握实现的目标，一步一个脚印地发展。

（3）鼓励孩子与人交往：缺乏社交技能是抑郁症的病因之一，鼓励、组织和引导孩子参加社会交往将有助于预防抑郁症。父母和教师均应以平等的态度对待孩子，并发扬民主，多与孩子交谈，支持他们的正确意见和行为，与他们交朋友，搞好亲子关系和师生关系，也促进他们搞好同学之间的关系，形成和睦的"大家庭"气氛。

（4）注意教育方式：家长在教育孩子时，如果不注意方式，经常采用强制命令，必然会伤害孩子的自尊心。自尊心长期受损会导致自卑，而自卑感强的人遇到挫折时往往会产生自责、绝望、抑郁情绪。家子教育孩子时，应多诱导、少训斥。

240. 如何预防大学生抑郁症

答：

（1）注意睡眠、饮食和运动：良好的睡眠可以及时修复身心的损耗，有助于保持饱满的精神面貌、清醒的大脑和良好的工作学习状态。养成正确的生活习惯和作息，尽量避免酗酒、暴饮暴食。

（2）明确价值和目标：可以认真思考自己的价值和目标，并在老师、同学的帮助下，做好未来规划，一步一个脚印地开始追求自己的目标。

（3）合理宣泄抑郁情绪：宣泄的对象可以是自己的父母、家人，也可以是知交好友，或者网上倾诉给陌生却又热心的网友听。

（4）保持心态乐观：改变对事对物的心态，学会用乐观态度去面对现实中的事物，不要遇到任何事情都悲观消极、自暴自弃。也可以去做自己喜欢的事情，欢乐能帮助预防抑郁，将欢乐带进生活是保持良好心境的基本策略之一。

（5）建立可靠的人际关系：当发生不良事件时，有一个可以完全信赖的人，无论是亲人、老师，还是朋友，是防止抑郁的最重要保证之一。

241. 如何预防老年抑郁症

答：

（1）饮食习惯良好：要注意老年人的不良饮食习惯。宜进食易消化的蔬菜、水果、鱼类，不宜进食脂肪过多的食物。

（2）避免精神受刺激：老年人由于生理机能衰老的步伐加快，一旦受了刺激易出现消极情绪，要积极从中摆脱。比如，与家人闹矛盾生气后，可以听听音乐、看看戏、散散步来缓和一下情绪；若身体疲劳，就要马上好好休息。

（3）亲近大自然：为了预防老年抑郁症，老年人要多亲近大自然。可在身体条件允许的情况下参加一些旅游活动，能开阔眼界，大自然美丽风光的陶冶可使老人心情欢快坦然。也可选择种花、养鱼、养鸟、钓鱼、下棋等有益身心健康的活动，增添生活情趣，开阔心胸。

242. 退休老人如何应对抑郁焦虑

答：老人退休后，生活重心突然由事业转变为家庭，一时难以接受。另外，随着年龄增大，身体素质下降，子女不在身边，老人会慢慢产生无力感和孤独感。这一系列的反应，如果达到一定程度和时间，就会发展成抑郁症。退休老人可从以下几方面入手应对抑郁焦虑。

（1）调整心态，顺应规律：衰老是不以人的意志为转移的客观规律，离退休也是不可避免的。退休既是老年人安度晚年应有的权利，也是国家赋予老年人的一项社会保障制度。老年人必须在心理上认识和接受这个事实，要坚定美好的信念，将离退休生活视为另一种绚丽人生的开始。

（2）发挥余热，重归社会：离退休老人如果体格壮健、精力旺盛，又有一技之长，可以积极寻找机会，做一些力所能及的工作。当然，做工作必须量力而为，不可勉强，要讲求实效、不图虚名。

（3）善于学习，渴求新知：要"活到老，学到老"。一方面，学习促进大脑的运转，使大脑越用越灵活，延缓智力的衰退；另一方面，老年人要通过学习来更新知识，树立新观念，紧跟时代的步伐。

（4）培养爱好，寄托精神：即便先前没有特殊爱好的老人，退休后也应该有意识地培养一些，以丰富和充实自己的生活。

（5）扩大社交，排解寂寞：退休后不应自我封闭，要努力保持与旧友的关系，积极主动地去建立新的人际网络。

（6）生活自律，保健身体：老年人的生活起居要有规律，以适应新的生活节奏。同时，要养成良好的饮食卫生习惯，戒除有害于健康的不良嗜好，建立起以保健为目的的生活方式。

243. 如何识别是否患有抑郁症

答：抑郁症有十大前兆。

（1）抑郁心境：可从轻度心境不佳到忧伤、悲观、绝望。患者感到心情沉重，生活没意思，高兴不起来，郁郁寡欢，度日如年，痛苦难熬，不能自拔。有些患者也可出现焦虑、易激动、紧张不安。

（2）消极悲观：内心十分痛苦、悲观、绝望，感到生活是负担，不值得留恋，以死求解脱，可产生强烈的自杀念头和行为。

（3）躯体或生物学症状：抑郁患者常有性功能低下和心境昼夜波动等生物学症状。很常见，但并非每例都出现。

（4）食欲减退、体重减轻：多数患者都有食欲不振、胃纳差症状，美味佳肴不再具有诱惑力，患者不思茶饭或食之无味，常伴有体重减轻。

（5）睡眠障碍：典型的睡眠障碍是早醒，比平时早 2～3 小时，醒后不复入睡，陷入悲哀气氛中。

（6）丧失兴趣：抑郁患者常见症状之一。患者丧失既往对于生活、工作的热忱和乐趣，对任何事都兴趣索然，体验不出天伦之乐，对他人的爱好不屑一顾，常闭门独居，疏远亲友，回避社交。

（7）精力丧失：疲乏无力，完成洗漱、着衣等生活小事困难费劲。患者常用"精神崩溃""泄气的皮球"来描述自己的状况。

（8）自我评价过低：患者往往过分贬低自己的能力，以批判、消极和否定的态度看待自己的过去、现在和将来，这也不行、那也不对，把自己说得一无是处，前途一片黑暗。患者带有强烈的自责、内疚、无用感、无价值感、无助感，严重时可出现自罪、疑病观念。

（9）显著、持续、普遍的抑郁状态：注意力困难、记忆力减退、脑子迟钝、思路闭塞、行动迟缓，但有些患者则表现为不安、焦虑、紧张和激越。

（10）昼夜变化：患者心境有昼重夜轻的变化。清晨或上午陷入心境低潮，下午或傍晚渐见好转，能进行简短交谈和进餐。昼夜变化发生率约为50%。

以上就是抑郁症前兆的十大表现，如果符合4条或以上，则提示有抑郁症的可能，最好寻求专业医生的诊断治疗。

244. 医护人员如何护理抑郁症患者

答：

（1）督促服药：要密切注意患者对药物的不良反应，同时观察患者是否出现服药依从性差的问题。如果没有发现特殊的情况，绝对不能自行停药或减少药量及药物的成分。当患者出现口干、便秘等不良反应时，应及时做好解释工作，鼓励其多饮水，多吃富含纤维素的食物，多进行运动，便秘严重者可辨证使用润肠通便药物（如番泻叶）进行缓解。

（2）密切观察病情变化：抑郁症是精神疾病中的第一杀手，要防范自杀行为的发生，这要求医护以及患者家属必须熟悉本病的临床特征。在临床下医嘱时，注意"三防"预警，即"防自杀""防伤人""防出走"。在做好护理的同时，对患者及家属进行健康教育，防范出现医疗事故。

（3）掌握病情好转指征：一般抑郁症好转大致经过三个过程，首先是睡眠、饮食好转，思维改善；其次是动作逐渐增多；最后是情绪改善。若睡眠、饮食差，体重不增，说明病情尚未改善，这时出现的动作增多或情绪好转则可能是假象，医护及陪护人员应该加以识别。

245. 如何预防抑郁症患者自杀

答：预防抑郁症患者自杀是家庭护理的重点，也是医生护士重视的问题。想要做好预防工作，家属必须要知道哪些患者容易出现自杀行为。一般患者在抑郁症初期、严重期及恢复期都可出现自杀行为。患病初期，患者情绪极端低落，因其运动不受限制，故随时可能采取行动；处于严重阶段的患者对一切都失去了信心，绝望的时候容易发生自杀行为；恢复期患者常因外界因素的影响而出现自杀行为。

另外，家属必须注意抑郁症有晨重夜轻的特点，故自杀行为多发生在早晨或上午。一旦发现患者有自杀的倾向，家属无论白天、晚上都要寸步不离，将刀、剪、绳索等危险物品收藏好，锁好门窗，保管好药品。家属在采取以上行动时要自然、隐蔽，不要引起患者的反感，避免其产生抵触情绪。警惕患者对病情的伪装，有时候患者为了达到自杀的目的，会假装病情好转，显出欢乐的样子，家属切不可放松警惕，以免发生意外。一般抑郁症患者的好转分睡眠和食欲好转、思维灵活、情绪好转三个过程，如果患者饮食不香，晚上辗转难眠，却声称情绪好了，就应想到这可能是一种假象。

246. 抑郁症患者如何自我调护

答：抑郁症患者在服药治疗的同时，有条件者可配合一些自我调护。

（1）加强活动：患者可有意识地加强活动，从消极的想法中分散注意力，同时在做事过程中增强自信心。比如，做一些简单的家务劳动，做一些手工，看电视，读报纸，听音乐等。有的患者会说："不是我不想做事，实在是没心情做。"此时为了病情的康复，就得拿出一点毅力来，坚持去做定会受益匪浅。

（2）体育锻炼：锻炼可减轻抑郁。研究发现，对某些抑郁症患者，体育锻炼比抗抑郁治疗和心理治疗更有效。体育锻炼可转移抑郁想法，提高自信心。至于体育锻炼的项目、强度和持续时间，可根据自己的实际情况而定。

（3）培养社交能力：抑郁症患者常常会在社交场合感到不自在，对他人的批评和拒绝特别敏感。他们难以真实地表达自己的情感，而压抑情绪使其更难处理应激和冲突。所以，抑郁症患者应该有意识地培养自己的社交能力，学会在交往中有效地表达自己的需要和情感。如能做到这一点，患者就会感到能控制自己的生活，自信心得到增强，有利于病情的好转。

（4）正视自己：要正确看待自己和别人，不要将别人看得太完美，也不要将自己贬得一无是处。对自己的要求应切合实际，不要勉强自己去做一些不愿意做的事情。

247. 抑郁焦虑患者如何处理人际关系

答：首先，患者要认清自己的长处和不足。可以通过一些简单的游戏或操作，让患者自己来认识。其次，要逐渐让患者意识到人无完人，对于自我的认知和肯定一部分来自外界评价，一部分来自内心的自信。再者，与人交往时要懂得取舍，志同道合的人才能成为朋友，一味地排斥或迎合他人都是不正确的。当然，患者掌握这些的过程可能会漫长些，但是这种治疗的效果确实十分明显。

248. 如何主动寻找快乐、摆脱抑郁

答：

（1）降低期望水平：许多人不快乐，是由于他们的期望过高，超出了自己的能力。有一些完美主义者，凡事都用完美的观点要求自己，但因其并不完美，所以永远都不满意。应该降低期望水平，一步一步来，一样能达到目标，并从中获得成功的快乐。

（2）戒贪婪：贪婪会使精神生活陷于饥饿状态，贪钱、贪名、贪利会让生活失去满足感，失去快乐和幸福。如果不戒除贪婪，即使有时你得到了什么，也只有短暂的快乐，很快又会陷入永无止境的追逐和挣扎之中。只有戒除贪婪，才能从生活中发现幸福和快乐。

（3）开阔心胸：一个人生活在世界上，总会遇到不如意的

事，此时要想得开。如果处处斤斤计较，就很难保持愉快情绪。

（4）培养幽默感：幽默的特点是温和、含蓄和机智，其本质是将有趣的弱点同可爱的人格相结合，具有天真的形式和理性的内容。因此，要培养幽默感就要加强修养，与人为善，富有同情心，热爱生活，训练自己的机智和联想能力。幽默可以用来进行使人易于接受的批评，也可用于解嘲，避免尴尬的局面。

（5）参加文体活动：可以经常看一些娱乐片、滑稽戏，听轻音乐、圆舞曲和相声，跳交谊舞、迪斯科，参加体育锻炼，看体育比赛，从中体验轻松和快乐。

249. 抑郁症患者如何尽快适应社会

答：

（1）树立自信心：抑郁症是一种预后良好的病，患者病情缓解后，完全能恢复以往的工作和生活能力。

（2）增加社会交往：患者发病后，往往会避开亲友，把自己封闭起来。所以，在康复阶段要培养自己的社交能力，学习如何与人交谈、接洽和保持友谊，减少被动和孤独，以获得良好的社会支持。

（3）培养兴趣爱好：抑郁症患者在发病时，常常兴趣丧失，什么事都不想做。因此，在康复阶段需要恢复从前的兴趣爱好，或者培养新的兴趣爱好。通过兴趣爱好的培养，增加自己与外界的接触和联系。

（4）逐步适应：抑郁症患者在康复阶段要循序渐进地适应社会，不能操之过急，欲速则不达。

250. 抑郁症患者适合做哪些运动

答：从总体功能上讲，运动疗法安全、有效，而且简单易行，但进行新的运动项目之前，一定要同医生商议。抑郁症患者一般可以进行一些出汗但不是很猛烈的运动，如登山、骑自行车、快走、慢跑等有氧运动。如果运动仍不能缓解，建议药物治疗，或者药物治疗配合运动疗法。有研究表明，单纯运动疗法对抑郁症状缓解帮助不大，但是也不是没有用处，对于疾病导致的抑郁症状确实有帮助，比如肥胖、糖尿病和心血管疾病等疾病导致的抑郁情绪。

251. 抑郁症患者摆脱自杀意念的 5 大法则

答：

（1）培养新的活动和兴趣。寻找新的爱好、参加志愿者活动、工作都会让人感到有意思。当人干完成某些事情时，会对自己更加满意，绝望就会减轻。

（2）学习以健康的方式应对压力，用健康的方式检验自己的应激水平，包括锻炼、冥想、放松训练、简单的呼吸调整，挑战负性思维。

（3）识别诱发事件或情景。识别导致你绝望、产生自杀念头的情景和事件，如亲人去世的纪念日、饮酒、人际压力等，尽量避免去这些地方或想起情景。

（4）养成良好的生活习惯。照顾好自己，劳逸结合，按时吃饭，充足睡眠。锻炼也很重要，可以促进内啡肽的分泌，释放压力，提高情绪状态。

（5）构建支持网络。寻找对自己有积极影响的朋友和亲人，这样会让人感觉更好。投入到其他人群中或投入到社区活动中，处于积极的环境中能够让自己康复的更快。

252. 抑郁症复发与哪些因素有关

答：抑郁症不仅会带来身体上的病痛，还可能导致残疾，甚至危及生命。抑郁症和焦虑症一般取得一次性治疗效果并不难，但容易复发，还可能转为长期难治愈的抑郁症。其主要原因就是抑郁症患者没有按要求进行足量、足疗程的规范治疗，导致病情反复，睡眠障碍、疲乏等残留症状持续存在。有资料显示，抑郁症急性期治疗后立即停药，病情在 1 年之内复燃的概率高达 50%。相反，在为期 1 年的维持期继续服药的患者中，约有 85% 的患者能够保持病情的稳定状态。有统计表明，有过 1 次抑郁发作的患者，其复发率为 50%；发作两次的患者复发率为 75%；而发作 3 次及以上者，其复发率高达 90%。复发的危险因素除患者不按要求服药之外，还包括既往有过复发、起病年龄较早、抑郁症症状严重等。同时，有家族史、女性、产后、患慢性躯体疾病、生活负担重、精神压力大、缺乏社会支持和物质依赖者也属易复发的高危人群。

253. 如何预防抑郁症复发

答：

（1）要予以患者足够的维持治疗时间和维持治疗剂量。对于首次重症抑郁发作的患者，通常在治疗 3 个月时可达到完全缓解，但缓解后应巩固维持治疗 6 ～ 12 个月。对于二次发作患者，主张在症状缓解后巩固维持治疗2～5年。3次及以上发作者需终身服药。同时，有下列情况者也应长期用药：①有两次重症抑郁发作，并有双相情感障碍或抑郁障碍的家族史。②起病年龄早（小于20岁）。③曾有突然、严重或危及生命的抑郁发作。④停用有效的抗抑郁药后1年内复发。这些患者的维持用药量应同治疗量。新一代抗抑郁药（如5-羟色胺再摄取抑制剂）因不良反应轻，能增强患者服药的依从性，使全剂量维持治疗成为可能。

（2）让患者学会应对家庭矛盾、工作压力、身体疾病等不良生活事件的技巧。

（3）让患者的亲属也参与到预防复发中来。家属了解抑郁症的基本知识后，就能鼓励患者积极面对生活，督促患者按时就诊和服药，加大对患者的社会支持。

254. 老年抑郁症患者调护应注意什么

答：

（1）专人护理：老年抑郁症患者应有专人护理，最好是亲属。如果亲属工作忙，也可请人护理。总之，应该24小时不离人。

（2）生活起居：生活要有规律，早睡早起。在条件许可的情况下，应每天安排一段时间的户外活动。注意气候变化，积极预防躯体并发症。

（3）饮食方面：既要注意摄取营养，又要保持食物的清淡。多吃高蛋白、富含维生素的食品，如牛奶、鸡蛋、瘦肉、豆制品、水果、蔬菜等，少吃糖类、高淀粉食物。

（4）精神调护：在护理好患者的日常生活的同时，也要对患者进行积极的精神护理。要善于观察，从老人微小的情绪变化上发现其内心的矛盾、冲突，有针对性地做说服、解释、劝慰、鼓励工作。可以让老人参加一些社会活动，结交朋友，以调节情绪。

（5）坚持服药：服药后注意观察可能出现的不良反应。既要耐心，又要严格遵照医嘱。不可随意增减药物，有情况可向医生反映，不可因药物不良反应而中途停服，以免造成治疗前功尽弃。

（6）防止发生意外：因抑郁症患者常有自杀企图，故不可疏忽大意，凡能成为患者自伤的工具都应管理起来。

255. 脑卒中后抑郁症的护理应注意什么

答：

（1）告诉患者真实信息：让患者了解该类疾病的发生发展规律、恢复时间和过程、诊断和治疗的情况、药物的作用及疗效，介绍同类疾病中疗效好的患者与他们认识，让他们互相交流，增强患者治疗信心，使其积极配合治疗和护理，提高用药的依从性。

（2）改善睡眠：抑郁症患者常出现入睡困难、睡眠浅、易醒或早醒，可以让患者白天从事短暂活动，如散步、下棋、看书等，晚上入睡前让患者听轻柔的催眠乐曲，洗温水澡，热水泡脚，给予适温的饮料，避免饮咖啡、浓茶。对早醒患者给予安抚，指导其做缓慢的深呼吸，使其全身肌肉放松，延长睡眠时间。对睡前过度焦虑者，遵医嘱给予安眠药。

（3）预防自杀行为的发生：自杀观念与行为是抑郁症患者最

严重而危险的症状，严重的抑郁症患者中有 15% 因自杀而结束生命。抑郁有昼重夜轻的特点，早醒时抑郁情绪最重，意外事件易发生在这段时间。因此，家属和医护人员一定要多留意并做好宽慰工作。

256. 脑卒中后抑郁症的护理分为哪几个方面

答：

（1）心理护理：这是脑卒中后抑郁症护理中的首要方面。针对患者多疑、健忘、消极、自杀等情感变化，应给予疏导、解释、安慰。我们要尊重他们，绝不可认为患者理解能力差或反应迟钝而不予理睬，每做一项护理都要向患者解释其目的及要求，不要在本人面前议论病情。要消除患者的恐惧感，随时注意患者的病情变化，多和患者交流，用移情的护理方法为患者解决实际困难，激发患者的生活斗志。

（2）康复护理：加强肢体功能和语言功能的锻炼，以减轻脑卒中后遗症及其给患者日后生活带来的不便。

（3）饮食护理：脑卒中患者经常伴有食欲减退、睡眠障碍，要对患者进行饮食指导，给予高蛋白、高热量、高维生素、低糖、低脂饮食。此类患者往往伴有偏瘫，经常卧床，因此要加强皮肤及口腔护理，定时为患者翻身拍背，预防感染及褥疮。

（4）特殊护理：自杀是脑卒中后抑郁症最严重的情况，要多注意观察患者的情绪变化，如发现异常要及时纠正，采取补救措施，并立即通知家属，加强病房内安全检查，禁带危险品进入病房。

（5）用药护理：对于症状明显的患者，需要配合适当的抗抑郁药物治疗。应在给药前为患者详细说明药物的作用、服药方法、服后可能出现的不良反应及如何处理等，并要预防患者不配合治疗将药物自行丢弃。

（6）生活护理：保持环境清洁、安静、舒适，阳光充足，空气清新。

257. 产后抑郁症应如何调护

答：产后抑郁的危害等同于其他类型抑郁症，甚至会产生更大的连带伤害，其对家庭和宝宝的危害都是不可忽视的。产后抑郁症的调护涉及以下几个方面。

（1）生活调适：①在做新妈妈之前，要接受妊娠、分娩、哺乳和育婴知识的培训，尽早了解和学习育婴技能，减轻对妊娠、分娩和养育婴儿的紧张恐惧心理。②尽可能多休息，不要什么事情都亲自去做。③要学会寻求家人和朋友的帮助。④保持良好的习惯，适度锻炼身体。

（2）心理调适：①培养自信、乐观、积极的健康性格，采用积极的认知和行为模式，提高对环境的适应能力。②热爱新的生命，对孩子的到来要抱有一份欢喜之心。

（3）家人支持：①配偶等家人要学习照顾孕产妇和育婴的知识，多对孕产妇给予理解、关心和支持，外来的支持可以将负性应激的影响降到最低。②配偶等家人要愿意分担家务和照料孩子的事务，及时向产妇分享育儿经验，帮助其适应生活变化。③为产妇创造安静、闲适、健康的休养环境和氛围。④帮助产妇适应角色转变和心理转变，培养其积极的认知和行为模式，提高产妇对环境的适应能力。⑤多与产妇沟通，观察其情绪变化，对于焦虑、忧郁、自责情绪要及时疏导。

（4）疾病护理：①家属要学习和掌握抑郁症相关知识，学会观察和识别方法，一旦发现症状，要尽早干预，到正规医疗机构治疗。②如果病情严重，可考虑住院治疗。

258. 女性更年期抑郁症如何调护

答：

（1）做好心理准备：正确认识本病的发病原因，了解其临床表现，在心理上提前做好准备。这样即使出现临床症状，也不会因此而紧张不安。

（2）注意调情志，保持乐观情绪：步入更年期的妇女，要努力克制自己的坏脾气，保持心态平衡。勿忧勿虑，勿躁勿怒，清心寡欲，尽量避免不良的精神刺激，稳定情志。特别要注意的是，当遇到生活中难以避免的负性生活事件（如丧偶、亲人离别、患病等）时，一定要做到正视现实，遇事镇静，以自身健康为重，切不可忧心如焚，从而诱发或加重抑郁症。

（3）处理好各种关系：更年期妇女情绪易激动，容易与人发生矛盾。这就要求大家相互体谅，遇事要镇静。对不理解的事物要多与他人交流看法，不要闷在心里自寻烦恼。

（4）适劳逸：加强体育锻炼也是抑郁症的护理内容之一。应选择运动量小、运动节奏慢的运动，如打太极拳、练剑、慢跑、散步等。同时，生活中要注意劳逸结合，保证充足的睡眠。

（5）丰富日常生活：要把生活安排得有节奏，适当增加业余爱好，如养鱼、养花、绘画、下棋、听音乐等，不仅可以增加生活情趣，还能保持良好的大脑功能，增进身心健康，对预防抑郁症大有裨益。

259. 抑郁症患者需要哪些家庭护理

答：

（1）生活护理：抑郁症患者胃口差、睡眠质量差，应注意调整饮食，可以多做一些患者平时喜欢吃的食物，并提供给患者安静、舒适的休息环境。对于一些病情轻的患者，可鼓励其参加愉快轻松的活动，培养生活情趣，分散其注意力，以缓解患者紧张的情绪，利于病情的改善。

（2）心理护理：抑郁症患者情绪差、悲观自责明显，对一些事物缺乏信心，非常希望获得他人的心理支持。家属应多与患者交谈，给予其支持，并鼓励患者主动与他人接触，帮助他们树立信心，积极疏导其消极情绪，尽量满足其合理要求。

（3）督促服药：要密切注意患者对药物的不良反应。抑郁症患者需要长期维持用药，以巩固疗效、防止复发。如果没有发现特殊的情况，绝对不能自行停药或随意减少药量及药物的成分。

（4）密切观察病情变化：抑郁症患者的自杀率极高，家庭护理的重点就是要防范自杀行为的发生。抑郁症状往往晨重夜轻，故自杀行为多发生于清晨。其次，要了解哪些患者容易发生自杀。一般在疾病发作期的患者，由于情绪低落，易发生自杀行为。同时，抑郁症患者的自杀手段多隐蔽，有预谋性，常给人某种假象，即微笑型自杀，故当发现抑郁症患者情绪突然好转时，千万别掉以轻心，并将病情变化及时反馈给医师，方便其指导用药。

260. 抑郁症患者应遵循的饮食原则

答：

（1）高蛋白、高纤维、高热能：因为抑郁症患者常伴有失眠症状，对机体健康的损害较大，会消耗大量能量，故及时补充蛋白质、纤维素等各种营养物质有助于疾病的治疗和康复。还应注意经常服用润肠食物，保证大便通畅。抑郁症患者应养成多饮水的习惯，保证充足的水分供应，起到润滑肠道的功效。而且经常饮水有利于排尿和通便，可以有效促进体内有害物质的排泄。

（2）少食辛辣、烟熏食物：过量摄入辛辣、烟熏食物对抑郁症患者的治疗和康复是百害而无一利的，甚至会诱发病情加重等不良后果。尽量避免摄入茶、咖啡等食物，以免加重失眠。

（3）多补充微量元素：经研究，除了精神刺激等主要因素以外，抑郁症的发作还与微量元素的缺乏密切相关。在机体缺乏微量营养素时，可能引发神经传送素的减少，进而诱发抑郁症的发病。抑郁症会导致食欲不振，加重微量元素的缺乏，故抑郁症患者应多注意补充微量元素，以免造成抑郁症状更加严重的恶性循环。

261. 哪些食物有利于抑郁症患者恢复

答：

（1）富含维生素 C 的食物：如新鲜蔬菜、葡萄柚、柑橘、木瓜、香瓜等。维生素 C 具有消弭紧张、安神静心等作用。高量的维生素 C 不仅能够维持红细胞的浓度，使身体有抵抗力，而且还能够增加抗压能力。最重要的是，在制造多巴胺、肾上腺素时，维生素 C 是重要成分之一。

（2）富含钾离子的食物：如香蕉、瘦肉、坚果、绿色蔬菜、番茄、酪梨等。钾离子有稳定血压、心情的作用，而且香蕉中含有一种称为生物碱的物质，能够振奋人的身体和自信心，同时香蕉还是人体补充色胺酸和维生素 B_6 的来源。

（3）富含蛋白质的食物：蛋白质促进身体制造多巴胺和肾上腺素，鲑鱼及白鱼都是好的蛋白质来源，另外火鸡肉也富含蛋白质及色胺酸。

（4）富含糖类的食物：糖类可以帮助增加血清素。吃复合性的糖类，如全麦面包、苏打饼干，虽然效果慢一点儿，但更合乎健康原则。近来发现微量矿物质硒能振奋情绪，而全谷类食物恰好富含硒。

（5）富含叶酸的食物：比如菠菜。菠菜除含有大量铁质外，更有人体所需的叶酸。人体如果缺乏叶酸，会出现精神疾病，包括抑郁症和早老性痴呆等。研究发现，那些无法摄取足够叶酸的人，几个月后会无法入睡，并产生健忘、焦虑等症状。

262. 产后抑郁症患者的食疗方

答：

（1）小炒虾仁

材料：鲜虾仁、西芹、白果仁、杏仁、百合、盐、油、味精、淀粉。

做法：将西芹切段，与白果仁、杏仁、百合一同放入锅中焯水后备用。油锅烧热，将鲜虾仁上浆后放入锅中翻炒片刻，放入西芹、白果仁、杏仁、百合，一同炒至熟透，加入适量盐和味精调味即可。

（2）香菇豆腐

材料：水发香菇75g、豆腐300g，适量糖、盐、酱油、味精、胡椒粉、料酒、油。

做法：取豆腐切成3.5cm长、2.5cm宽、0.5cm厚的长方条，将香菇洗净去蒂。炒锅上火将油烧热后放入豆腐，用小火将其煎至一面结硬壳呈金黄色，再放入8mL左右的料酒，加入香菇同炒，待快熟时加入酱油、味精、盐、胡椒粉、糖和少量水，旺火收汁，勾芡出锅。

（3）桃仁鸡丁

材料：鸡肉100g、核桃仁25g、黄瓜25g，适量葱、姜、油、盐、酱油。

做法：将鸡肉切丁，加入适量调味品上浆备用。黄瓜切丁，葱、姜切末。核桃仁去皮，油锅炸熟后捞出。炒锅上火将油烧热后，将鸡丁炒熟并捞出控油，原锅留底油加入葱、姜煸炒，加入黄瓜、鸡丁和各种调味品同炒，待快熟时加入核桃仁，翻炒勾芡即可。

（4）拔丝香蕉

原料：香蕉3根、鸡蛋2个、面粉1碗，糖、纯麦芽、植物油各适量。

做法：香蕉去皮切块，鸡蛋打匀并与面粉拌匀。糖、纯麦芽加清水在锅中煮，待糖溶化，用小火慢慢熬至呈黄色。糖快好时，另取一只锅加油烧热，香蕉块沾上面糊投入油中，炸至金黄色时捞出，倒入糖汁中拌匀。

（5）百合捞莲子

原料：水发百合 100g、莲子 50g、水发黄花菜数根、冰糖适量。

做法：将发好的百合和黄花菜用水洗净，莲子去皮、去心、洗净，同放入大汤碗内，汤碗内放入适量清水，上笼用武火蒸熟，放入冰糖再蒸片刻即成。

（6）猪肉苦瓜丝

原料：苦瓜 300g、瘦猪肉 150g。

做法：苦瓜切丝，加清水急火烧沸，弃苦味汤。瘦猪肉切片，油煸后放入苦瓜丝同炒，加调味品食用。

263. 抑郁症患者的辅助食疗方

答：

（1）养心安神粥：莲子、龙眼肉、百合各 20g，大米 150g。上述中药与大米洗净后加适量水同煮成粥状即可。

服用方法：每晚 1 次。有养心安神之效，可治疗抑郁症、失眠等。这款粥品味美香甜，不仅可作为抑郁症的食疗方法用，平时心情沉闷、偶有失眠时也可食用。

（2）远志枣仁粥：远志、炒枣仁、枸杞子各 15g，大米 150g。将上述中药与大米淘净加适量水共同煮成粥，即可食用。

服用方法：每日 1 次，睡前 1 小时服用。这款抑郁症食疗粥品具有解郁、安神之效。

（3）首乌桑椹粥：首乌 20g，合欢皮、女贞子、桑椹各 15g，小米 150g。将上述 4 味药加水煎煮，去渣取药汁 300mL 再与小米粥同煮 5 分钟后即可。

服用方法：每日两次。有滋补肝肾之效，不仅可用于抑郁症

抑郁焦虑防治必读

182

食疗，对失眠、健忘、烦躁也有很好的改善作用。

（4）山药粥：瘦猪肉 100g、山药 30g 各切小块备用，烧水，水开后放入肉块、山药块，撇去血沫，可加一些盐、味精调味，每天服 1 次。

（5）蒸百合枸杞：百合 150g，枸杞子 100g，蜂蜜适量。将百合、枸杞子加蜂蜜拌匀，同蒸至百合烂熟。每晚临睡前食用 50g。功用为补肾养血，清热除烦，宁心安神。

（6）莲子百合粥：莲子、百合、粳米各 30g 同煮粥，每日早晚各服 1 次。适用于绝经前后伴有心悸不寐、怔忡健忘、肢体乏力、皮肤粗糙者。

（7）枸杞肉丝冬笋：枸杞子、冬笋各 30g，瘦猪肉 100g，猪油、食盐、味精、酱油、淀粉各适量。炒锅放入猪油烧热，投入肉丝和笋丝炒至熟，放入其他佐料即成，每日 1 次。适用于头目昏眩、心烦易怒、经血量多、面色晦暗、手足心热等症状。

264. 如何识别焦虑症

答：

（1）严重的自杀倾向：不经治疗的焦虑症患者会经常有轻生的念头和自杀行为，这是长期焦虑症最为严重的危害。

（2）疲乏、浑身无力：由于长期的焦虑症困扰，导致患者身心俱疲。患者总觉得自己是不是得了什么重病、会不会死人，对自身的健康过度担心，甚至有些患者有濒死感，反复拨打 120 或者去急诊就诊。

（3）焦虑或坐立不安：长期焦虑导致患者缺乏耐心，容易愤怒，与家人同事关系紧张。同时，哪怕是只有一点点压力和紧张氛围，患者也无法承受，出现莫名其妙的躯体不适。

（4）难以集中精力：患者时刻处在焦虑的状态中，没有办法静下心或者集中精力去做什么事情，导致社会功能明显受阻。

人在生活中出现一定焦虑的情绪是正常的，但是如果患上焦虑症，就必须及时就医治疗，不然焦虑症给患者带来的危害是我们无法控制的，甚至有的时候患者还会出现自杀的倾向。希望引起医患及家属的重视，做到早诊断、早治疗，避免极端事件的发生。

265. 焦虑症患者如何预防焦虑症复发

答：

（1）学会自我放松：哪怕是刻意地去自我放松，有意识地在行为上表现出快活和轻松。在烦躁不安时，先让自己坐下来，紧握拳头，并绷紧胳膊，体验上肢的紧张感觉，然后忽然把拳放开，体会手臂的沉重、无力、放松。反复做几次，身体的放松会带动精神的放松。

（2）多学习一些知识：在很多时候，空虚才是焦虑症患者最大的敌人。因此，学习知识充实自己对焦虑症的康复是有比较大积极作用的。

（3）情感发泄：患者可以向朋友或者是亲人诉说自身的焦虑，或者是自己寻找一个比较适合的地方，放声大哭或者是大笑，让自己内心的抑郁能够得到很好的发泄。

（4）适当的运动量：对于焦虑症患者来讲，运动可以消除引发焦虑的情绪，让我们的精神得到很好的放松。可以跑步、散步或打羽毛球，运动量适当就行了。

（5）自我疏导：当感到焦虑时，不妨尝试去做自己喜欢的事情，转移注意力。

（6）进行积极的自我暗示：患焦虑症的人往往对自己缺乏信心，从而盲目地担心。当自己有焦虑情绪时，给自己以强有力的自我暗示，克服焦虑。

266. 对焦虑引起的失眠如何进行精神调养

答：

（1）明确原因：明确焦虑产生的原因，并采取适当的对策是首要方法。

（2）增进了解：使患者了解诊疗程序，知道检查和治疗的必要性、可靠性、安全性等，将有助于其减轻焦虑。

（3）尊重患者的操作意愿：在许可范围内让患者做一些力所能及的活动，如照顾自己的日常生活等，满足患者的操作需要，这可以减轻其焦虑。

（4）缓解患者的寂寞感：在医院环境里，患者不得不重新适应新的人际关系，而寂寞往往使他们过多考虑自己的疾病。医护人员应主动与患者交往，并鼓励患者之间交往，都可产生积极的效果。

（5）尊重患者的人格：医护人员应尊重患者，使患者感到被尊重，以缩小新旧社会角色之间的差距，冲淡这一消极心理。

（6）使患者受到良好的对待：有些患者的焦虑常常是因担心是否能受到最好的和最正确的治疗而产生的，医务人员良好的技能、充分的信心、亲切的态度有助于此类患者减轻焦虑。

（7）适当消遣：通过适当的消遣活动分散患者的焦虑心理。

（8）心理治疗：在很多情况下，医学心理学专家常能通过心理治疗调动患者的积极因素，帮助患者克服焦虑反应。

（9）顺应睡眠：患者应顺应于睡眠这个自然过程，不要强迫自己赶快入睡，应采取能睡多少就睡多少的态度。人只要没有特殊的病理性兴奋（如出现某些精神障碍），就会由于睡眠的本能保证每天睡足六七个小时。我们如果不去考虑睡不着的问题，就会较快、较顺利地入睡。

失眠患者不管能否睡着，每天应保证七八个小时的卧床时间，而且应按时起床，即不管睡着、睡不着都要按时起床，像正常人那样进行工作和娱乐。即使应用催眠药，患者不失眠了，也不要延长睡眠时间，否则会打乱正常的睡眠节律。

267. 焦虑症患者的饮食宜忌是什么

答：

（1）避免高糖食物：避免可乐、油炸食物、糖果、白麦粉制品、洋芋片等易刺激身体的食品，饮食需含 50% ～ 75% 的生蔬菜。3 周内勿食乳品，之后陆续加入饮食中，并观察是否有什么不适症状。

（2）避免咖啡因、香烟、酒精：这些可能提供暂时的解脱，但隔天紧张仍会来袭，而且这些物质本身也残害健康。正确的饮食将强化身体，使免疫系统及神经系统状况俱佳。

（3）补充钙及镁：服用钙镁合剂或乳酸钙。若对牛奶过敏，勿使用乳酸钙。

（4）补充 B 族维生素：B 族维生素对神经系统的运作相当重要，注射复合维生素 B 液可改善大脑功能、减轻焦虑、保护免疫系统。

（5）维生素 C：紧张会消耗肾上腺激素，维生素 C 是合成肾上腺激素必需的物质。

（6）摄取 L- 酪胺酸：每天 1000mg（白天及睡前各 500mg，空腹服用），与 50mg 维生素 B_6 及 500mg 维生素 C 共用以利吸收。它能缓解紧张，帮助睡眠。

（7）综合维生素及矿物质（含维生素 A 及钾）：维生素 A 是处于紧张状况时所必需的物质，钾则是肾上腺功能所需的。也可以每天服用 5 锭海带锭，它含有均衡的维生素及矿物质。

268. 缓解焦虑症的食物有哪些

答：

（1）维生素类：食物来源包括苹果、木瓜、香橙、葡萄、草莓、橘子、荔枝、香蕉、芹菜、菠菜、黄瓜、生菜、椰菜、西兰花、白菜及番茄等。

（2）纤维素类：人类膳食中的纤维素主要含于蔬菜和粗加工的谷类中，虽然不能被消化吸收，但具有良好的清理肠道作用，因此成为营养学家推荐的六大营养素之一。另外，五谷类所含的丰富糖类能提供每天活动所需的能量。食物来源包括笋类、辣椒、蕨菜、菜花、菠菜、南瓜、白菜、油菜、红果、桑椹、樱桃、酸枣、黑枣、大枣、小枣、石榴、苹果、鸭梨、松蘑、发菜、香菇、银耳、木耳等。

（3）肉类：动物性的食物含丰富的铁质，可助身心保持精力充沛，让人更专心地应付压力。食物来源包括猪肉、牛肉、兔肉、蛙肉、鸽子肉、鸡肉、鸭肉、鱼肉等。

（4）钙质：摄取钙质可坚固牙齿及骨骼，预防骨质疏松症。食物来源包括小萝卜缨、芹菜叶、雪里蕻、大白菜、白扁豆、大头菜、脱脂奶、豆奶、芝士、豆腐、各种豆类和其他豆制品，以及猪肉、羊肉、牛肉、鸡肉、鸭肉、鱼肉等。

（5）其他：经常食用富含欧米伽 3 脂肪酸的三文鱼、金枪鱼、鲭鱼等深海鱼，有助于缓解焦虑情绪。绿茶富含独特的游离氨基酸——L-茶氨酸，每天摄入 L-茶氨酸有助于焦虑症较重者专注日常事务。服用益生菌可以减少与压力、焦虑、抑郁有关的行为。菊花茶可有效舒缓神经，广泛性焦虑症患者经常喝甘菊茶，可缓解压力和改善焦虑症状。

269. 焦虑症患者的食疗方

答：

（1）银耳莲子汤

材料：水发银耳 200g、莲子 30g、薏苡仁 10g，冰糖适量。

做法：用开水浸泡莲子至发软，洗净银耳摘成小朵，加入薏苡仁 10g，共加水煮 45 分钟，加入冰糖调味。

功效：清热解渴，养胃健脾，祛湿补血，滋阴顺气。银耳莲子汤是常用于治疗焦虑症的办法。

（2）枣麦粥

材料：枣仁 30 克、小麦 30～60g、粳米 100g、大枣 6 枚。

做法：将枣仁、小麦、大枣洗净，加水煮至十沸，取汁去渣，加入粳米同煮成粥。

功效：养心安神。适用于妇女烦躁、神志不宁、精神恍惚、多呵欠、喜悲伤欲哭，以及心悸、失眠、自汗。

（3）桑叶猪肝汤

材料：鲜桑叶 200g、猪肝 300g，食用盐适量。

做法：桑叶洗净，猪肝切片，用清水煲汤，煮约 60 分钟，用食盐调味即可。

功效：止咳清热，消肿清血，补肝美肤，促进血液循环，消除疲劳等。

（4）海带绿豆粥

材料：海带 30g、绿豆 30g、粳米 100g、片糖适量。

做法：先浸泡海带片刻，洗净切碎，绿豆略浸泡后洗净，粳米淘洗干净，共煮为粥。粥成后，加入适量片糖，随量食用。

功效：消暑解毒，利水泄热。

（5）玫瑰花烤羊心

材料：鲜玫瑰花 50g（或干品 5g）、羊心 50g、精盐适量。

做法：将鲜玫瑰花放入小铝锅中，加精盐、水煎煮 10 分钟，待冷备用。将羊心洗净，切成块状，穿在烤签上，边烤边蘸玫瑰花盐水。反复在明火上炙烤，烤熟即成，可边烤边食。

270. 老年焦虑症的防治措施有哪些

答：

（1）良好的心态：老年人应该不去注意过去留下的脚印，而重开拓现实的道路。要常保持心理稳定，不可大喜大悲。要心宽，要使自己的主观思想不断适应客观发展的现实。不要企图让客观事物纳入自己的主观思维轨道，那不但是不可能的，而且极易诱发焦虑、抑郁、怨恨、悲伤、愤怒等消极情绪。此外，要注意"制怒"，不要轻易发脾气。

（2）自我疏导：消除轻微焦虑主要依靠个人。当出现焦虑时，首先要正视它，而不应掩饰它的存在。其次，要树立起消除焦虑心理的信心，运用注意力转移的原理，及时消除焦虑。

（3）自我放松：如果当你感到焦虑不安时，可以运用自我意识放松的方法来进行调节，具体来说，就是有意识地在行为上表现得快活、轻松和自信。比如，先放松头部、颈部，直至放松四肢、手指、脚趾来克服焦虑情绪。

（4）融入社会：可以通过参加户外生活、老年大学、老年俱乐部等开阔视野，及时适应社会环境变化，能减少焦虑的发生，缓解焦虑症状。培养一些兴趣爱好对于老人的心理健康也大有好处，保持愉快而丰富的生活可以减轻孤单与寂寞，陶冶情操。

271. 惊恐发作的焦虑症如何护理

答：

（1）安全和生活护理：①提供安静舒适的环境，减少外界刺激。②鼓励和督促患者加强生活自理，形成良好的生活习惯。③参加以娱乐性游艺为主的文体活动，使患者在松弛的环境中减少惊恐发作。

（2）心理护理：①与患者建立良好的关系，倾听患者诉说。谈话时要语速慢、态度和蔼，提问要简明扼要，着重当前问题，并给予明确的指导。鼓励患者回忆或自述惊恐发作时的感受和应对方法，与患者讨论处理惊恐发作和相关恶劣情绪的方法。②鼓励其敢于面对惊恐发作，并应用正确的应对方式。提供可能解决问题的各种方案，并鼓励和督促其实施。当患者应对惊恐发作初步获效时，应及时表扬。

（3）特殊护理：①患者在惊恐发作时，医务人员必须镇静，马上让患者脱离应激原或改换环境，并明确向患者表示，发作不会危及生命，疾病一定能治愈。②对惊恐发作急性期的患者，要陪伴在其身旁，态度和蔼，耐心倾听，并可给予适当的按摩和安慰。对患者当前的应对机制表示认同、理解和支持，允许自我发泄。③与惊恐发作相关的焦虑反应有时可表现为挑衅和敌意，需适当限制，并对可能的后果有预见性。惊恐发作时，应将患者和家属分开或隔离，以免互相影响和传播。④有的患者坐立不安，不愿独处，又不愿到人多的地方。应尊重患者，允许保留个人空间和隐私，必要时需有专人陪护。⑤遵医嘱给相应治疗药物，如抗焦虑药、抗抑郁药等。⑥在间歇期教会患者放松的方法，参加反馈治疗，使其相信有治愈希望，并与医生合作，做好行为治疗，争取病友、家庭和社会的支持。

（4）健康教育：使患者对自己的惊恐发作有正确的认识，帮助患者了解疾病知识，并鼓励家属配合治疗护理。

272. 对惊恐引起的失眠如何进行精神调养

答：

（1）鼓励患者多从事体力劳动及运动锻炼，多参加一些娱乐活动，使患者心情舒畅，精神放松，减轻其恐惧心理。

（2）可采用系统脱敏法，该疗法是由交互抑制发展起来的一种心理疗法，其原理是当患者出现焦虑和恐惧时，施加与引起焦虑恐惧因素对立的刺激，从而使患者逐渐减轻焦虑与恐惧，不再因对有害刺激敏感而产生病理反应。实质上，它是通过一系列步骤，给予患者强度由弱到强的刺激，逐渐训练患者的承受力、忍耐力，增加其适应力，从而达到最后对真实体验不产生"过敏反应"的目的，使其身心健康，达到耐受力正常的状态。

（3）患者在日常生活中要保持积极乐观的情绪。临床上很多患者对失眠恐惧忧虑，会产生恶性循环的精神交互作用，即失眠→恐惧→紧张→失眠加重→恐惧加重→紧张加重→失眠更重。因此，失眠后要注意放松情绪。

273. 双相障碍如何预防复发

答：预防双相障碍复发的最重要措施，就是对患者实施有效的综合性治疗。

首先，药物维持治疗是治疗措施的关键。一般而言，有效药物的维持治疗可以显著降低双相障碍患者心境障碍发作的频率。其次，提高双相障碍患者的治疗依从性是药物维持治疗的保证。锂盐的预防性治疗也对预防双相障碍复发起到一定的作用。

对于提高治疗依从性而言，健康教育是一种行之有效且事半功倍的做法。健康教育：①符合生物学规律的作息时间。②按时按量的服药习惯。③积极参与以增加社交活动为主要目的的各种活动。④健康的生活方式和积极的体育锻炼。

还需要注意的是，疾病不易治愈且容易复发的主要原因是没有去除心理因素，药物只是控制了某些症状，当遇到社会心理因素的刺激时又出现复发。因此，双相障碍复发的预防一定要注意心理方面。心理治疗和社会支持系统对预防复发有非常重要的作用，应尽可能解除或减轻患者过重的心理负担和压力，帮助患者解决生活和工作中的实际困难及问题，提高患者的应对能力，并积极为其创造良好的环境以防复发。